Shrishti Bhardwaj
Shefali Singla
Komal Sehgal

ARTICULADORES

Shrishti Bhardwaj
Shefali Singla
Komal Sehgal

ARTICULADORES

ScienciaScripts

Imprint

Any brand names and product names mentioned in this book are subject to trademark, brand or patent protection and are trademarks or registered trademarks of their respective holders. The use of brand names, product names, common names, trade names, product descriptions etc. even without a particular marking in this work is in no way to be construed to mean that such names may be regarded as unrestricted in respect of trademark and brand protection legislation and could thus be used by anyone.

Cover image: www.ingimage.com

This book is a translation from the original published under ISBN 978-620-8-17158-2.

Publisher:
Sciencia Scripts
is a trademark of
Dodo Books Indian Ocean Ltd. and OmniScriptum S.R.L publishing group

120 High Road, East Finchley, London, N2 9ED, United Kingdom
Str. Armeneasca 28/1, office 1, Chisinau MD-2012, Republic of Moldova, Europe
Printed at: see last page
ISBN: 978-620-8-24157-5

LISTA DE ABREVIATURAS

BA	Bennett Angle
ISS	Immediate side shift
PSS	Progressive side shift
UTS	Universal Transfer bow System
PR	Protrusive-Retrusive
CAD	Computer aided designing
CP	Camper's Plane
FH	Frankfort's horizontal
HCG	Horizontal condylar guidance
MICP	Maximum Intercuspation
CR	Centric Relation
TMD	Temporomandibular disorder
CBCT	Cone beam computed topography
STL	Standard Tessellation File

ÍNDICE

CAPÍTULO -1
INTRODUÇÃO

A articulação temporomandibular é uma estrutura anatómica complexa constituída por ossos, músculos e ligamentos que proporcionam apoio e uma série de movimentos, incluindo pivotagem, rotação e translação, com um certo grau de elasticidade. Consequentemente, qualquer prótese deve ser concebida para se alinhar com a capacidade adaptativa do sistema neuromuscular.(1) Na reabilitação protética, o estabelecimento de uma oclusão com contactos oclusais adequados e o posicionamento ideal do conjunto côndilo-disco é crucial para gerir as forças funcionais e parafuncionais, independentemente da extensão da restauração. Isto ajuda a evitar danos na ATM, nos dentes e nos músculos, assegurando simultaneamente a longevidade da prótese. (2) Para simplificar e acelerar o fabrico de próteses, os clínicos utilizam articuladores - dispositivos mecânicos que reproduzem a maxila, a mandíbula e as ATMs. Os articuladores fornecem uma estrutura para relacionar com precisão os moldes maxilares e mandibulares no espaço tridimensional, servindo como substitutos do paciente quando os procedimentos diretos são impraticáveis. (2) Os articuladores variam na sua complexidade: alguns não reproduzem os movimentos da ATM, enquanto outros podem simular os movimentos da mandíbula do paciente com base em percursos médios ou registos tridimensionais precisos. O dentista deve escolher o articulador adequado com base nas necessidades do paciente. É utilizado um arco facial para transferir com precisão o eixo da articulação do paciente para o articulador para simulação funcional. (2)

Definição de Articulador:

Glossário de termos de dentisteria protética - 10

"Um análogo, mecânico ou digital, ao qual podem ser acoplados moldes maxilares e mandibulares para simular alguns ou todos os movimentos mandibulares." (3)

Definição de Facebow:

Glossário de termos de dentisteria protética - 10

"Instrumento utilizado para registar a relação espacial da arcada maxilar com um ou mais pontos de referência anatómicos e, em seguida, transferir essa relação para um articulador; orienta o molde dentário na mesma relação com o eixo de abertura do articulador; habitualmente, as referências anatómicas são o eixo horizontal transversal mandibular e um outro ponto de referência anterior selecionado." (3)

Finalidades de um Articulador: (7)

1. Manter os elencos opostos numa relação pré-estabelecida.

2. Para permitir movimentos de abertura e fecho.

3. Reproduzir os movimentos de deslizamento de diagnóstico dos dentes, simulando os

movimentos naturais dos maxilares.

Utilizações de um Articulador: (7)

1. Para o diagnóstico das condições oclusais das dentições naturais e artificiais.

2. Para o planeamento dos contornos, posições e relações dos dentes.

3. Para orientar o fabrico de restaurações e substituições dentárias.

4. Modificação e correção das restaurações existentes.

Requisitos de um Articulador: (7)

1. Deve manter a relação vertical e horizontal correta dos moldes.

2. Deve proporcionar um batente vertical positivo

3. Deve aceitar um registo de transferência de facebow.

4. Deve permitir tanto os movimentos de articulação como os movimentos excursivos da mandíbula.

5. Deve permitir a livre circulação entre as peças maquinadas e as peças rígidas não móveis.

Caraterísticas desejáveis num Articulador: (7)

1. Deve ter elementos de guia condilares horizontais e laterais ajustáveis.

2. Deve ser constituído por elementos condilares na estrutura inferior e guias n a estrutura superior.

3. Deve ter um mecanismo para aceitar um terceiro ponto de referência de um arco facial.

4. Deve ter um dispositivo de bloqueio da posição da dobradiça do terminal.

5. Deve ter placas de montagem amovíveis e reposicionáveis com precisão.

6. Deve ter uma mesa de guia incisal e uma largura intercondilar ajustáveis.

Limitações dos articuladores: (7)

Como instrumentos mecânicos, os articuladores são susceptíveis de erros de ferramentas, fadiga e desgaste. Podem simular, mas não duplicar com precisão, os movimentos do maxilar, o que os torna menos precisos do que utilizar a boca, que também tem as suas próprias limitações:

1. Dificuldade em detetar visualmente alterações de movimento finas.

2. Desafios na realização de marcas exactas com a presença de saliva.

3. Localização inexacta do côndilo e estruturas de suporte resilientes.

4. Movibilidade das próteses.

A eficácia de um articulador depende da compreensão que o médico tem da sua conceção,

finalidade e registo exato das relações de mandíbulas.

CAPÍTULO 2
EVOLUÇÃO DOS ARTICULADORES

As primeiras concepções de articuladores visavam reproduzir as relações anatómicas e os movimentos da mandíbula. Com os avanços nos conhecimentos sobre anatomia, movimento mandibular e princípios mecânicos, foram desenvolvidos articuladores mais sofisticados para simular as relações oclusais fora da boca.

Pioneiros no desenvolvimento de articuladores:

A invenção do articulador é atribuída a **Phillip Pfaff** e a **Jean Baptiste Gariot** nos séculos XVIII e XIX

ARTICULADORES DE 1700 a 1900

1) Articulador de gesso (1756): Introduzido por Phillip Pfaff, este "articulador de placas" utilizava extensões de gesso nos moldes maxilares e mandibulares para os manter unidos. (4,5,6,7)

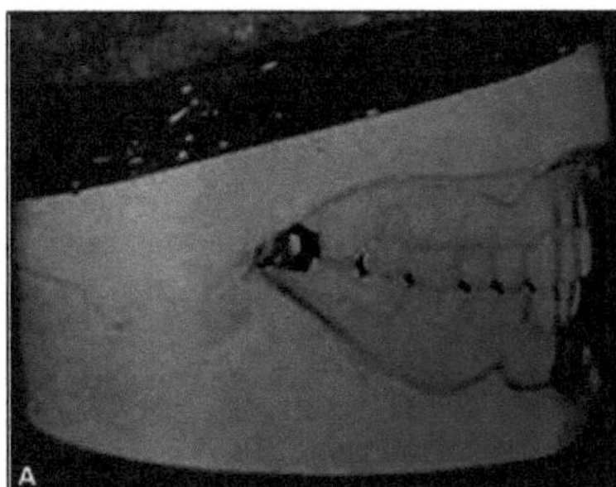

Fig. 1: Articulador de gesso (5)

2) Dobradiça de porta de celeiro e Dobradiça de porta de celeiro adaptável:

a. A dobradiça de porta de celeiro tinha membros superiores e inferiores em forma de L. Era acessível e estava disponível nas lojas de ferragens. (4,5,6,7)

b. A dobradiça adaptável Barn Door Hinge permitia apenas movimentos de dobradiça com um batente vertical anterior e era também conhecida como o instrumento Dayton Dunbar Campbell. (4,5,8).

6

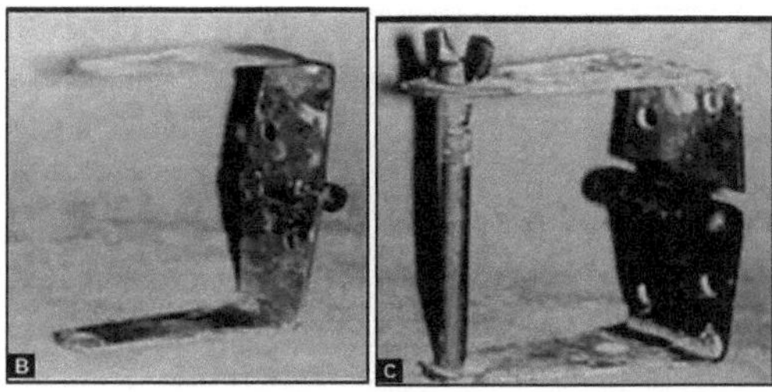

Fig. 2: A dobradiça de porta de celeiro; B. Dobradiça adaptável de porta de celeiro (5)

3) Primeiro Articulador Mecânico de JB Gariot (1805): Apresentava uma dobradiça simples com um parafuso de ajuste para uma paragem vertical, permitindo uma reprodução fiável da relação cêntrica. (5)

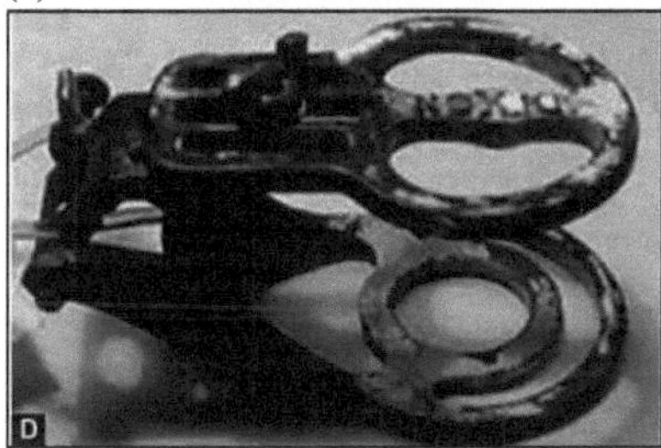

Fig. 3: Primeiro Articulador Mecânico de JB Gariot (5)

4) Articulador de Gesso Howarth (1830): Utilizava índices de gesso com blocos de metal ou madeira para relacionar moldes, controlados por gémeos ou elásticos. (5,6,9)

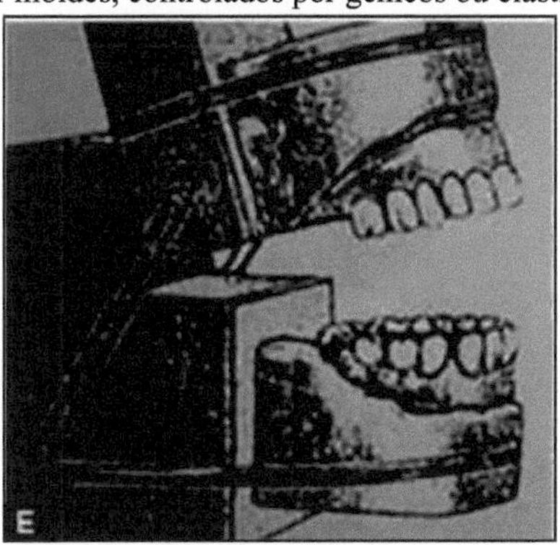

Fig. 4: Articulador de gesso Howarth (5)

5) Articulador Thomas W. Evans (1840): Um dos primeiros articuladores mecânicos, permitindo ajustes na dimensão vertical sem estender o gesso para trás nas placas. (5,6,9)

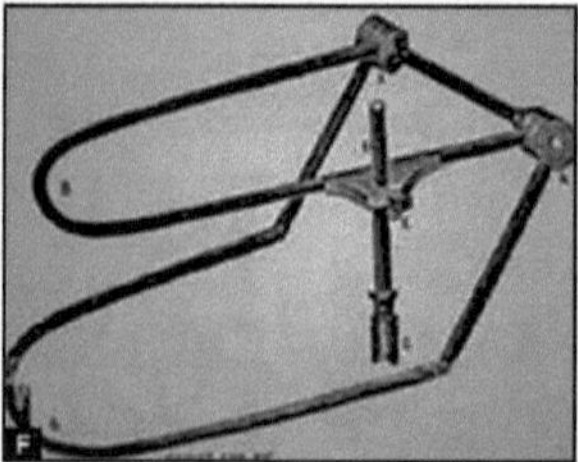

Fig. 5: Articulador Thomas W Evans (5)

6) Articulador de Cameron (1840): A primeira patente dos EUA para um articulador, com ajustes anterior-posterior e vertical e um design único de suporte de vara. [5,6,9]

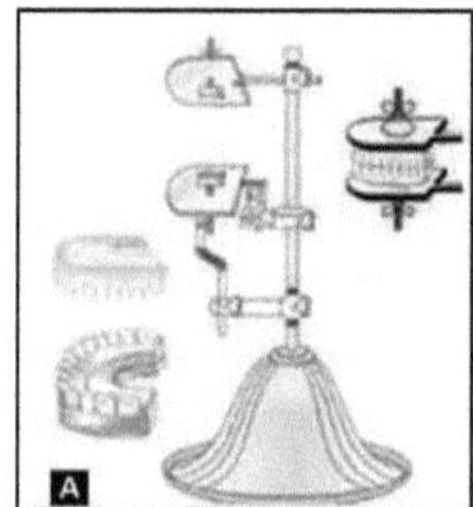

Fig. 6: Primeira patente de articulador nos EUA - Articulador de Cameron (5)

7) Articulador Daniel T. Evens: Tentou documentar os movimentos mandibulares e incorporou uma função de paragem vertical, mas não foi comercializado devido à sua complexidade. (5,6,10)

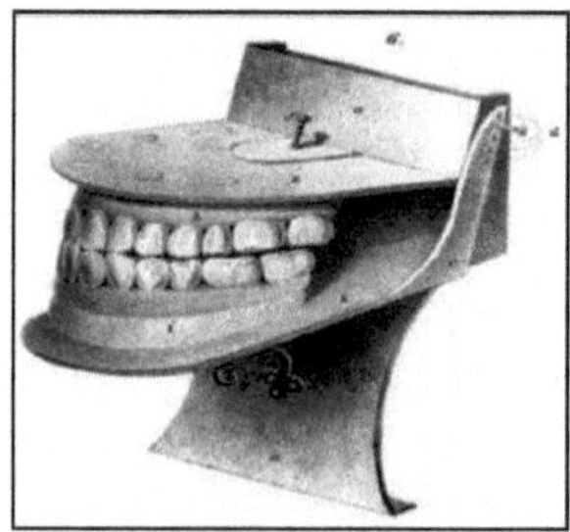

Fig. 7: A Segunda Patente de Articulador dos EUA - Articulador Daniel T Evens (5)

8) Articulador Bonwill (1858): Concebido pelo matemático Bonwill, baseava-se na sua teoria de oclusão e simulava movimentos mandibulares utilizando uma distância intercondilar fixa. (5,6,11)

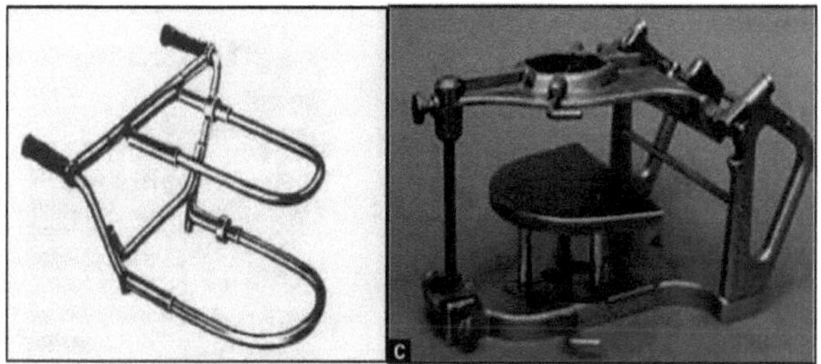

Fig. 8: O Articulador Bonwill (5)

9) Articulador ET Starr (1868): Um instrumento de guia condilar fixo com um trajeto condilar horizontal, mantido por bandas elásticas. (5,6)

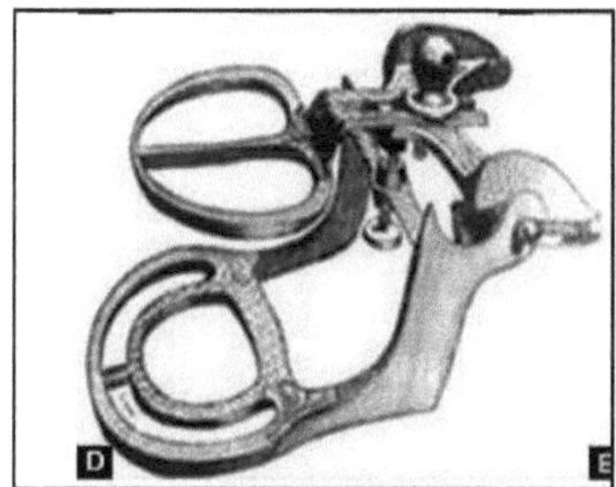

Fig. 9: Articulador ET Starr (5)

10) Articulador Antes-Lewis (1895): Apresentava um movimento de "gangorra" com placas de polegar para movimentos de plano horizontal e molas de tensão para estabilidade (5,6)

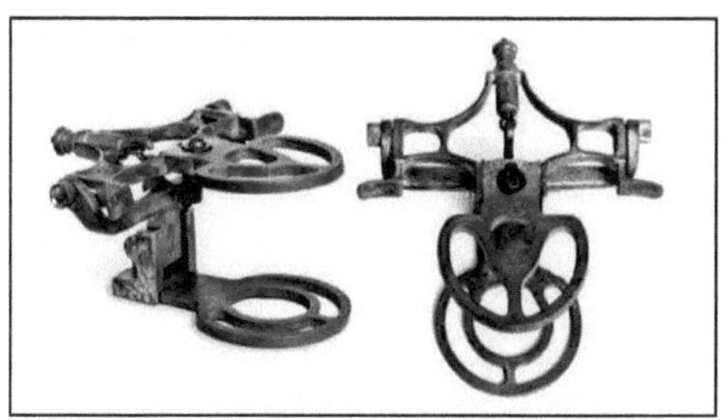

Fig. 10: Articulador Antes-Lewis (5)

11) Articulador Richmond Hayes (1889): Incorporou uma trajetória condilar descendente fixa, reflectindo um conceito inovador de movimento condilar. (5,6,10)

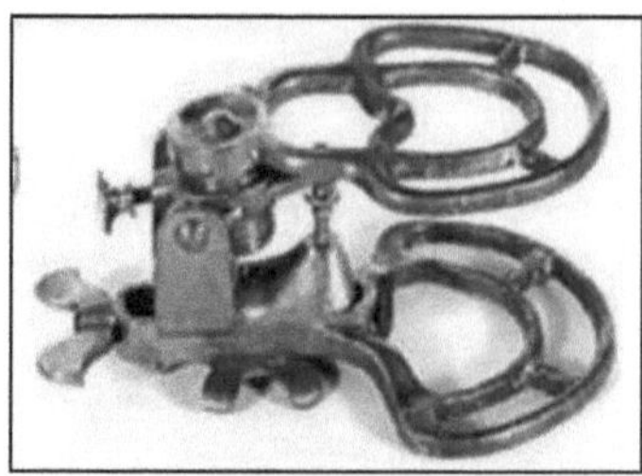

Fig. 11: Articulador Richmond Hayes (5)

12) Articulador Gysi E. Muller (1896-1899): Um instrumento de valor médio concebido por Gysi e Muller, que reproduz a forma do côndilo e da fossa glenoide. (5)

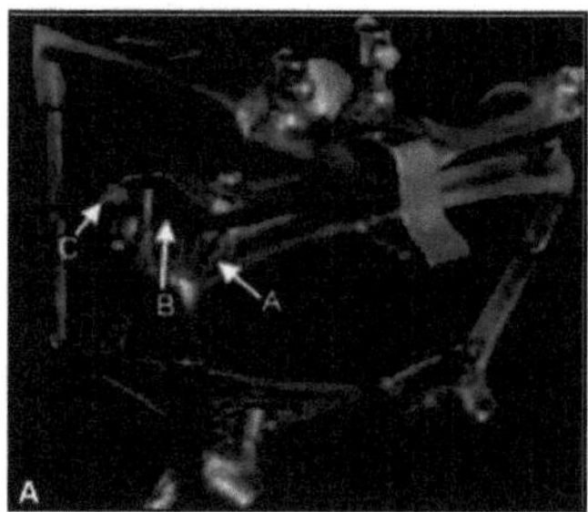

Fig. 12: Articulador Gysi E Muller (5)

13) Clinómetro de William Earnest Walker (1896): Walker desenvolveu a primeira técnica extra-oral para registar o movimento mandibular com guias condilares ajustáveis e um clinómetro facial. (5,6,12)

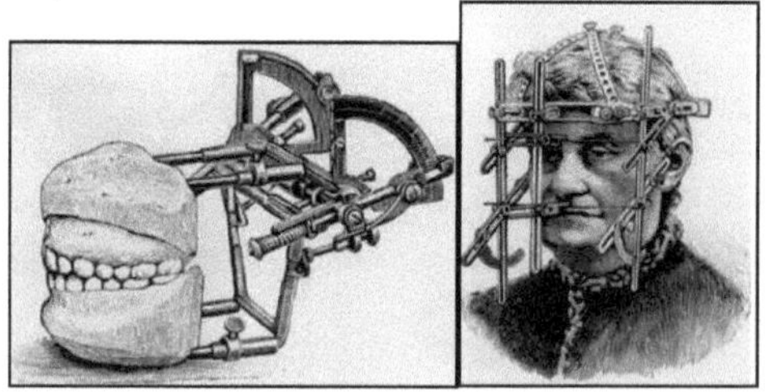

Fig. 13: William Earnest Walker-Clinómetro (12)

14) Fixação de Bixby (1894): Uma modificação efectuada por C.E. Bixby para regular a posição antero-posterior do molde sem estabelecer o plano horizontal. (4,5)

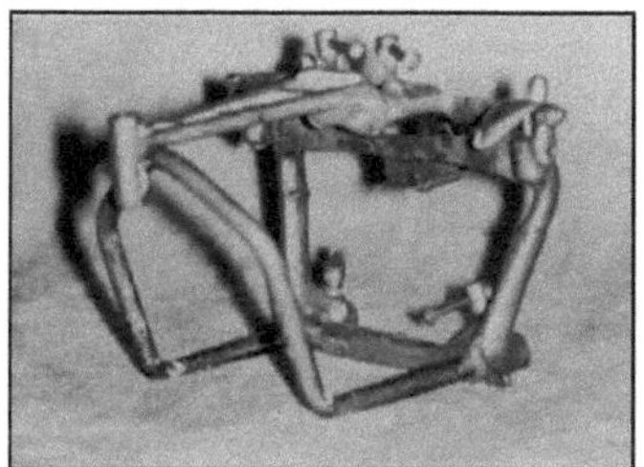

Fig. 14: O acessório Bixby (5)

15) Articulador de Gritman (1899): Concebido por Snow e Gritman, este articulador incluía trajectórias condilares descendentes com um ângulo médio de 15° e uma caraterística de paragem vertical posterior. (5)

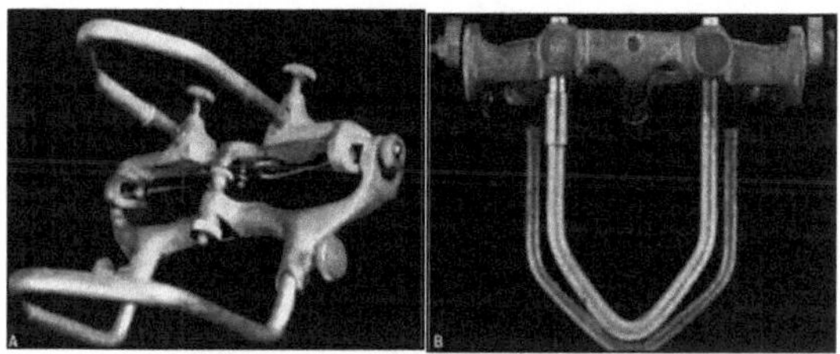

Fig. 15: Articulador de Gritman (5)

ARTICULADORES DE 1901 a 1950

1) Articulador Huberty (1901): Desenhado por Clement Huberty, possuía guias condilares ajustáveis, mas era complexo e exigia múltiplos ajustes. (13)

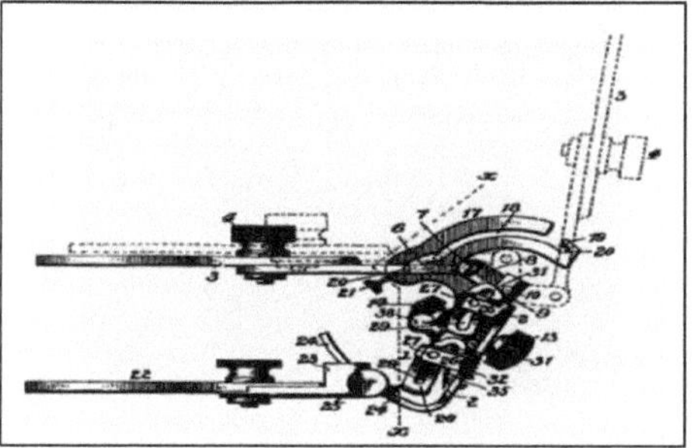

Fig. 16: Articulador Huberty (13)

2) Articulador Kerr (1902): Desenvolvido por Matthew M. Kerr, reproduzia o centro de rotação mandibular, mas não possuía calibração para ajustes. (4,13)

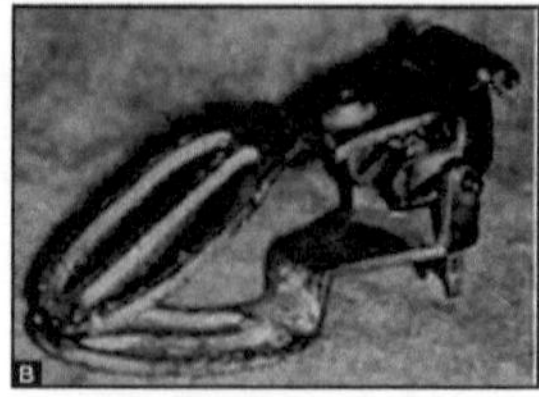

Fig. 17: O articulador Kerr (13)

3) Articulador de Christensen (1905): Introduzido por Carl Christensen, proporcionou um desenho ajustável mais simples para medir os ângulos da trajetória condilar utilizando discos de cera salientes. (12,13)

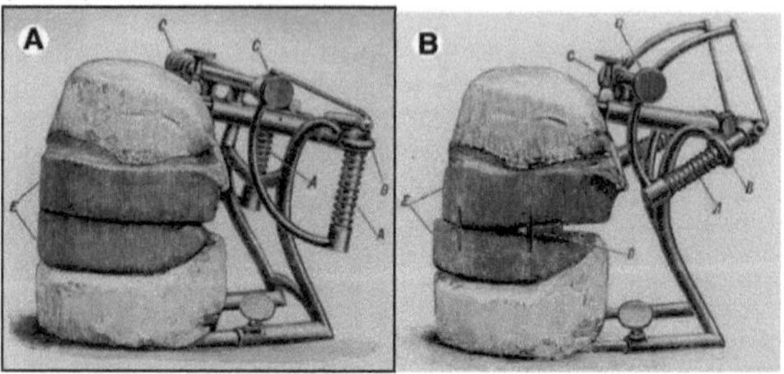

Fig. 18: Articulador de Christensen (13)

4) Articulador Snow New Century (1906): O design atualizado de George B. Snow apresentava trajectórias condilares ajustáveis, seguido de uma versão modificada em 1909 para aumentar a estabilidade. (4,13)

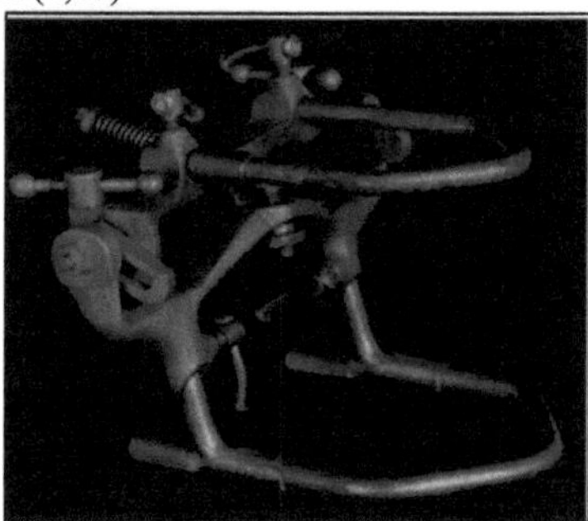

Fig. 19: Articulador New Century e New Century modificado (13)

5) Articulador adaptável de Gysi (1910): O complexo articulador de Alfred Gysi tinha guias fixas, mas foi considerado demasiado complicado para uma utilização generalizada. (4,6,11,13,14)

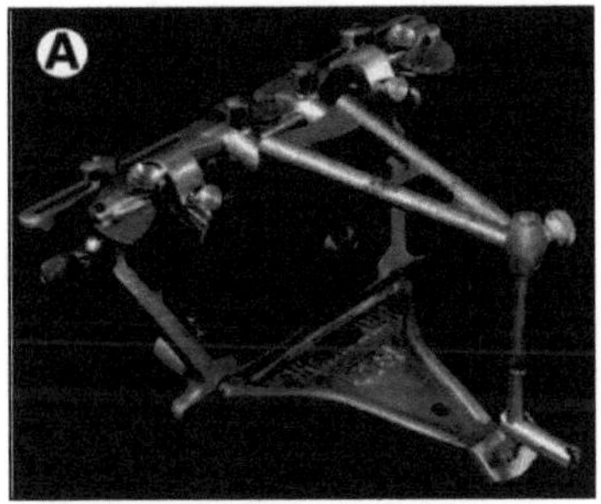

Fig. 20: Gysi adaptável [14]

6) Articulador Acme (1915): Uma versão melhorada do aparelho New Century de Snow, com trajectórias condilares rectas e guias incisais móveis. (4,6,13,14)

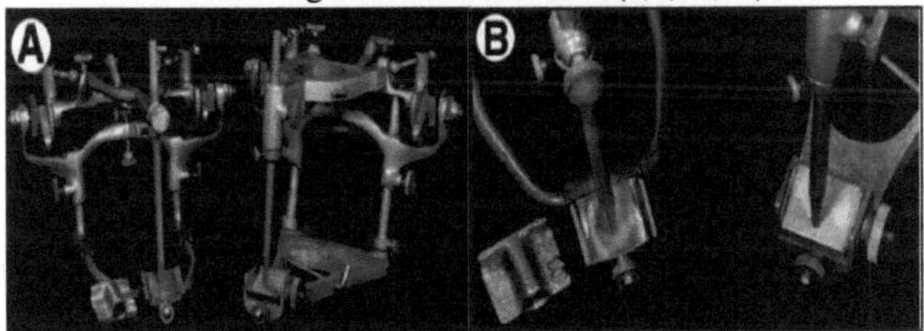

Fig. 21: Articulador Acme [14]

7) Articulador Luce: Introduziu um desenho do tipo scribing com controlos de trajetória posterior e incisal. (6,13,14)

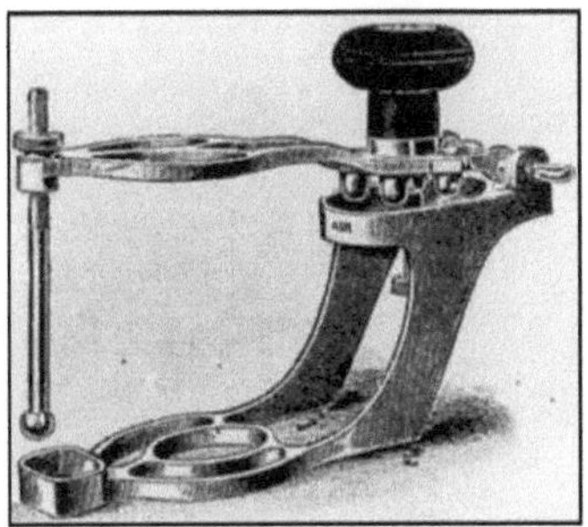

Fig. 22: Articulador Luce [14]

8) Articulador Eltner (1912): O dispositivo de Ernest Eltner foi construído com base na mecânica da ATM, apresentando flanges ajustáveis e um design único de pino incisal. (13,14)

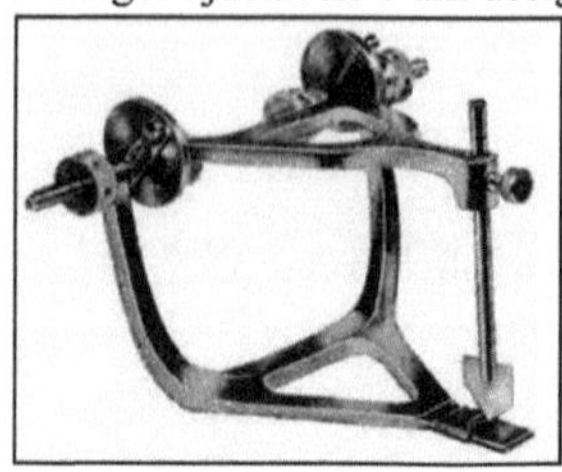

Fig. 23: Articulador Eltner [14]

9) Articulador Gysi Simplex: Foi introduzido em 1914 por Alfred Gysi, com um ângulo de orientação condilar fixo de 33 graus e uma orientação incisal não ajustável (4,6,7,11,13,14).

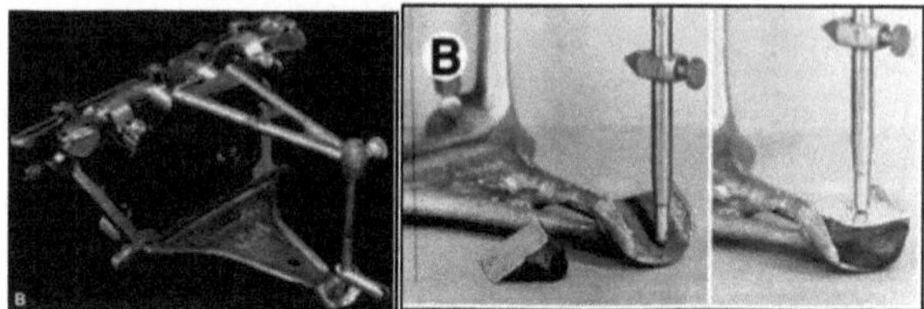

Fig. 24: Gysi Simplex [13,14]

10) Articulador Alligator de Hall (1916): Introduzido por Rupert E. Hall, foi o primeiro articulador com uma mesa de guia incisal ajustável. (6,13,14)

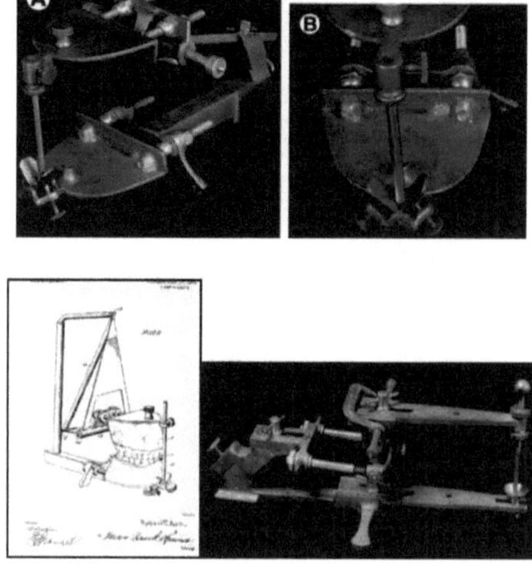

Fig. 25: Aligator de Hall [14]

11) Articuladores "Anatómicos Automáticos" de Hall (1918): Estes modelos baseavam-se na teoria cónica da oclusão e apresentavam ângulos protrusivos ajustáveis. (6,13,14)

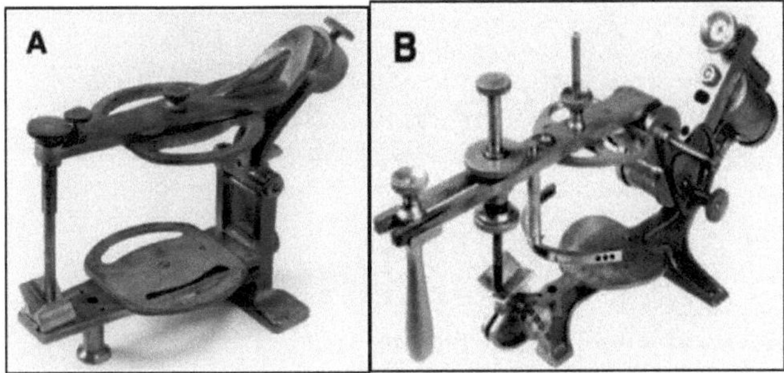

Fig. 26: Articuladores "anatómicos automáticos" Hall [14]

12) Articulador Dreipunkt de Gysi (1917): Apresentava guias fixas para estiletes mandibulares e uma mesa de guia incisal fixa. (13,14)

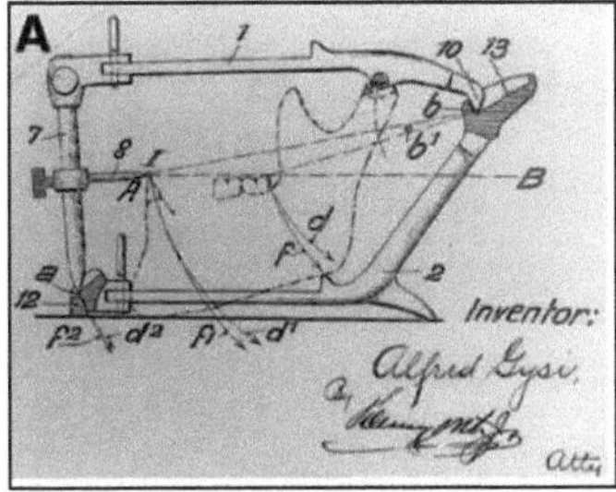

Fig. 27: Articuladores "anatómicos automáticos" Hall [14]

13) Articulador de Monson (1918): Desenvolvido por George Monson, este instrumento foi baseado na teoria esférica da oclusão.(6,11,13)

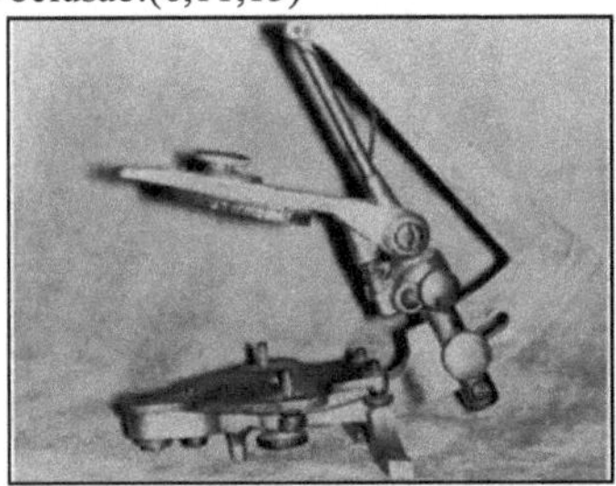

Fig. 28: Instrumento Maxilomandibular (Articulador de Monson) [6]

14) Equilibrador Hagman (década de 1920): Utilizou um guia oclusal equilibrado para a reconstrução mandibular baseado na Curva de Spee (4,6,13).

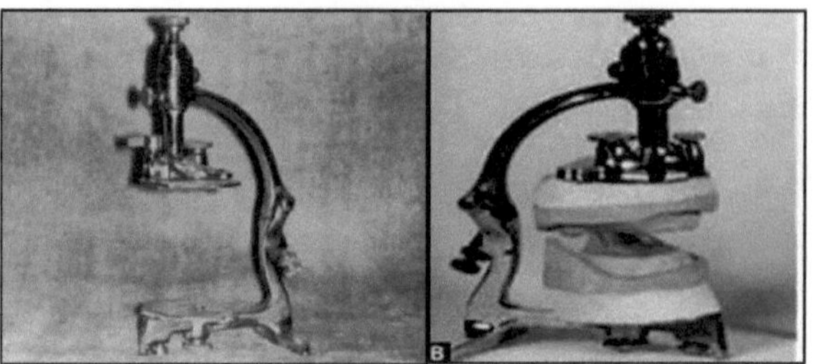

Fig. 29: Equilibrador Hagman [4,13]

15) Articulador Stephan (1921): Semelhante aos modelos anteriores, mas permitia movimentos laterais arbitrários com inclinação condilar fixa. (4,6,13)

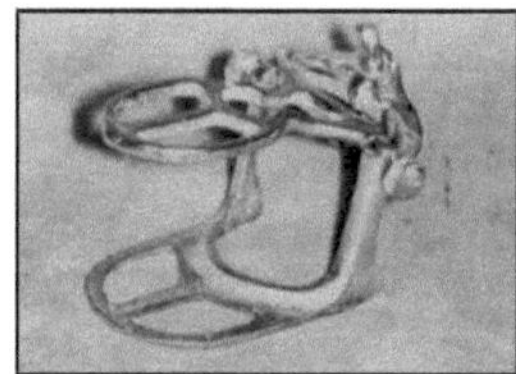

Fig. 30: O Articulador Stephan [4,13]

16) Articuladores de Kinoscópio Hanau Modelo C e M (1921-1923): Introduzidos por Rudolph L. Hanau, estes modelos apresentavam guias condilares ajustáveis e eram utilizados para investigação. (5,9)

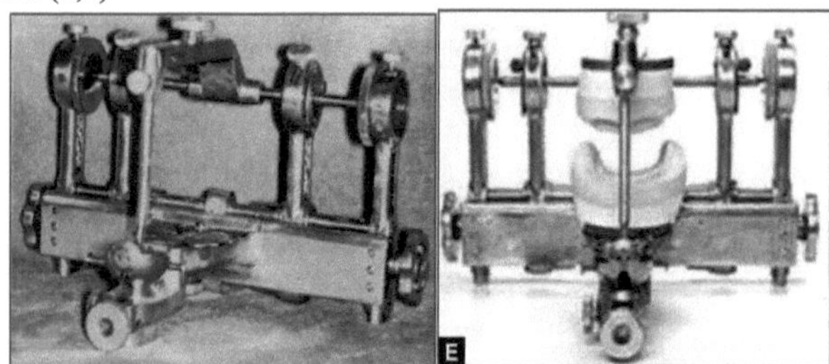

Fig. 31: Articulador Hanau Modelo C e o Kinoscópio Hanau Modelo M [4,13]

17) Homer Relator (1923): Utilizou guias de plástico para o posicionamento do articulador sem guias mecânicas. (4,6,13)

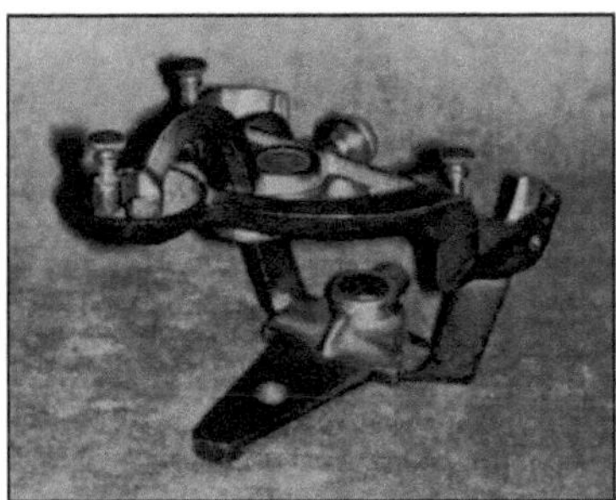

Fig. 32: Relator doméstico [4]

18) Articulador Wadsworth (1924): Incorporou a teoria esférica e utilizou um cotovelo facial para montagem do molde com distâncias intercondilares ajustáveis. (4,6,13)

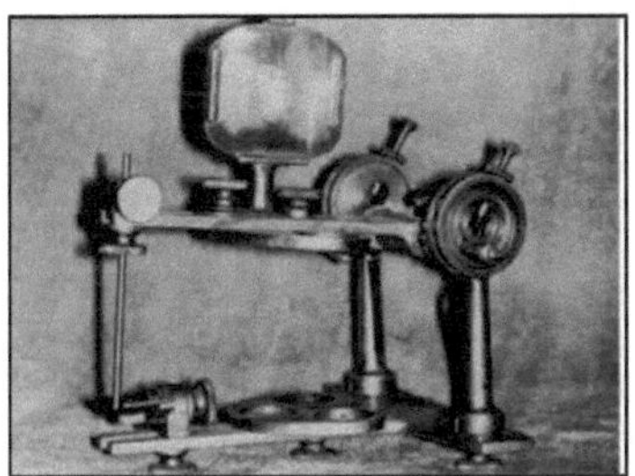

Fig. 33: O articulador Wadsworth [4]

19) Gysi Trubyte (1926): Um articulador sem arco com inclinações condilares horizontais e movimentos laterais ajustáveis. (13)

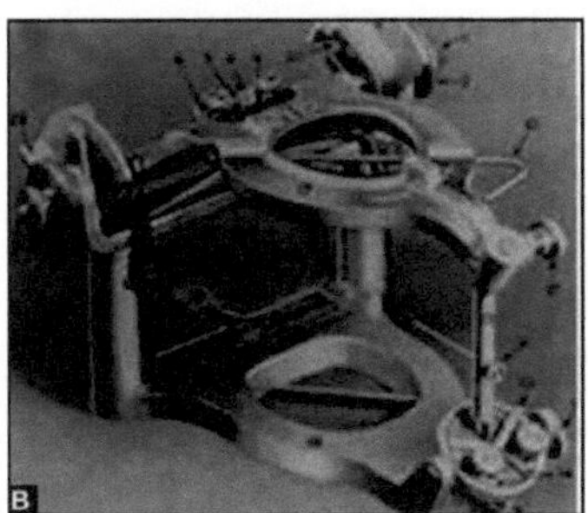

Fig. 34: Gysi Trubyte [13]

20) Articulador Phillips Student (1929): Um protótipo que podia registar os movimentos mandibulares utilizando traçados do arco gótico. (4,6,13)

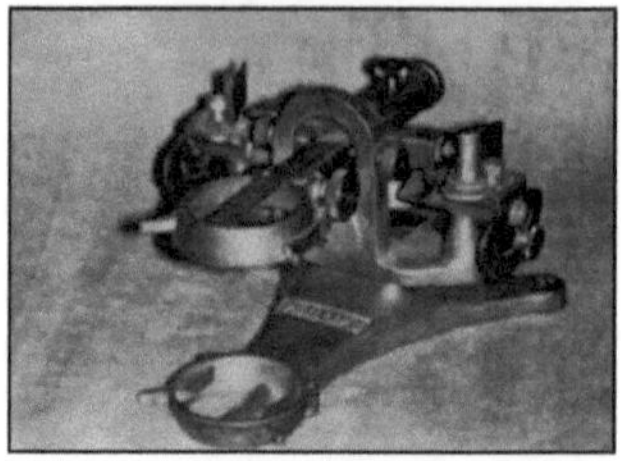

Fig. 35: Articulador Phillips Student [4]

21) Modelo Hanau H110 (1926): Concebido para próteses completas, com orientação condilar ajustável. O ajuste condilar lateral neste articulador foi calculado utilizando a fórmula, indicada na base do articulador: [4,6,7,13]

L = H/8 +12, em que H = ângulo condilar horizontal.

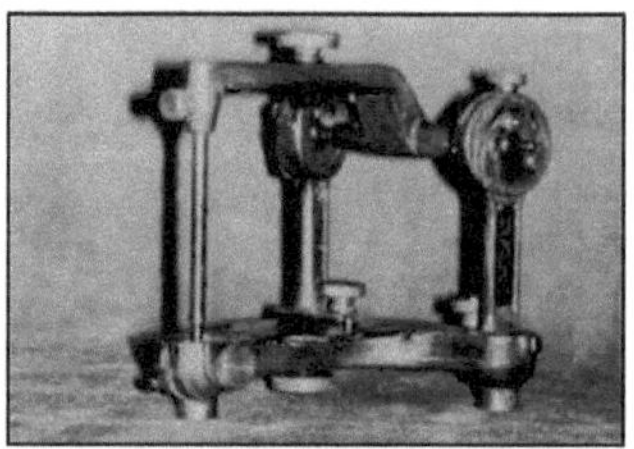

Fig. 36: O modelo Hanau H110 [4]

22) Hanau Modelo H110 Modificado: Em 1927, a Hanau modificou o articulador H110 com a introdução da mesa de guia incisal ajustável. A taça de guia incisal original não tinha calibrações para reajuste e podia ser movida apenas como uma unidade. A mesa melhorada podia ser ajustada em três dimensões numa vasta gama. (4,6,13)

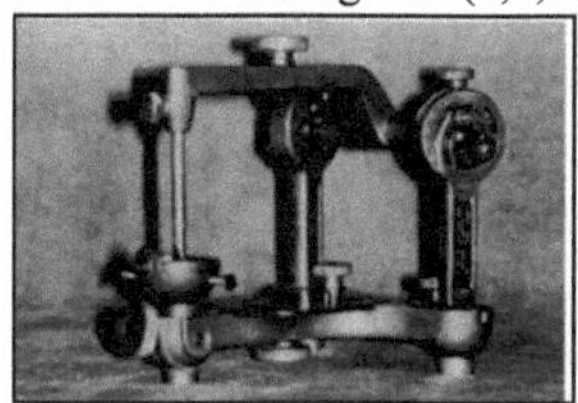

Fig. 37: O modelo Hanau H110 modificado [4]

23) House Articulator (década de 1930): Permitia o ajuste da distância intercondilar e apresentava um arco gótico mecânico. (4,6,13)

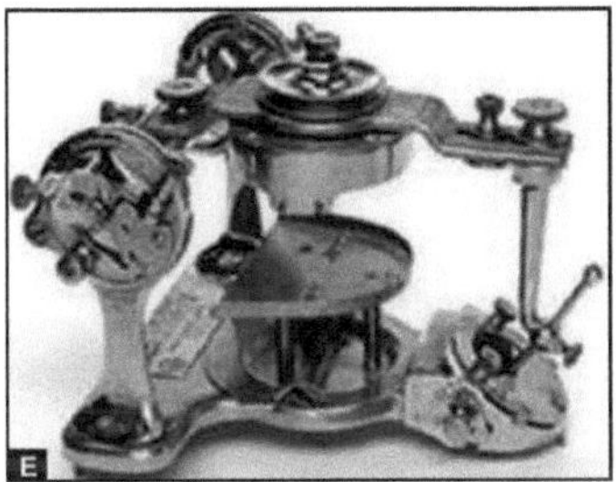

Fig. 38: O Articulador da Casa [4]

24) Instrumento de tripé Stansberry (1929): Um articulador posicional concebido para reproduzir qualquer ligação posicional sem mecânica de dobradiça. (4,6,7,13,14)

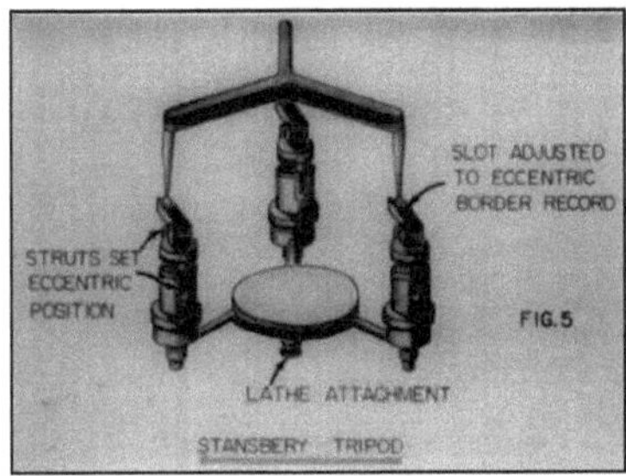

Fig. 39: O instrumento de tripé Stansberry, o House Articulator [14]

25) O articulador de precisão de Terrell (1930): Um articulador de arco com cames parabólicas duplas para orientação anterior. (4,6,13)

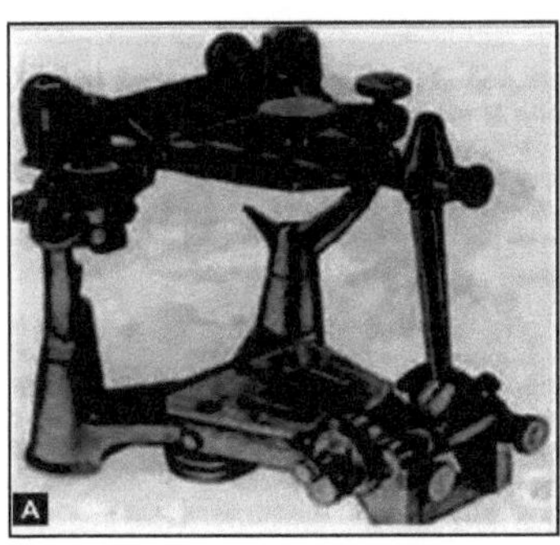

Fig. 40: Coordenador de precisão de Terrell [13]

26) Hanau Coroa e Ponte Articulador: Caraterísticas ajustável mecanismos de orientação ajustáveis específicos para restaurações de quadrantes e anteriores. (4,6,13,17)

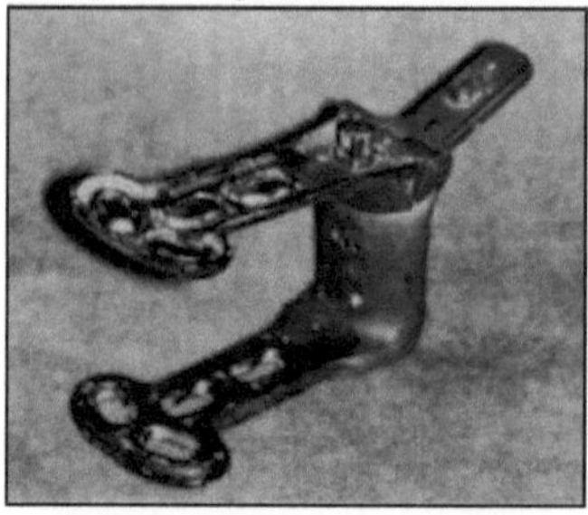

Fig. 41: Articulador de coroas e pontes de Hanau [4]

27) Oclusoscópio Philips (1938): Utilizado para registos intra-orais e extra-orais, com unidades ajustáveis que representam os movimentos da ATM (4,6,13)

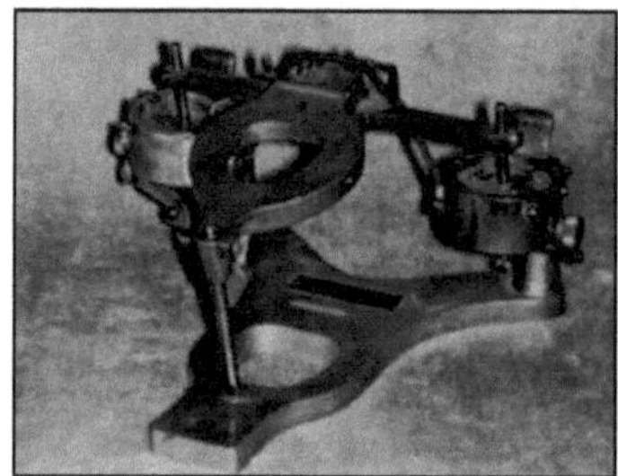

Fig. 42: O oclusoscópio Philips [4]

28) Gnathoscope McCollum (1939): Um registador de movimentos mandibulares concebido para ser utilizado com o gnatógrafo. (13)

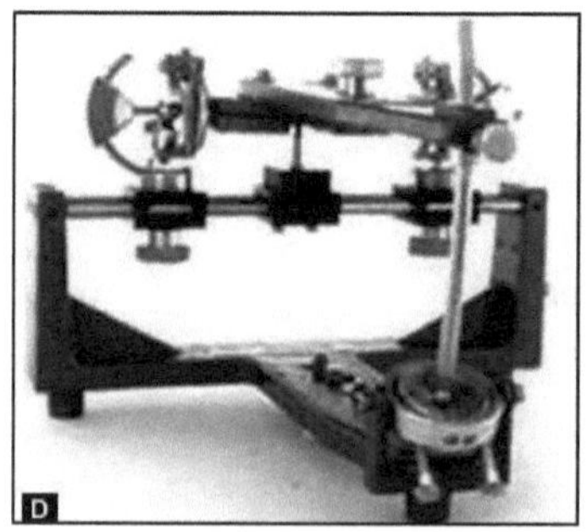

Fig. 43: O Gnathoscope de McCollum [13]

29) Articulador Stephan Modificado (1940): Um articulador de dobradiça simples com trajetória condilar fixa de 30 graus...(13,15,16)

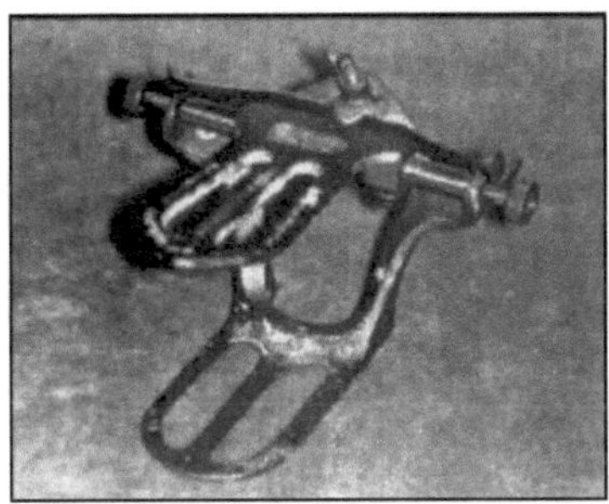

Fig. 44: Articulador Stephan Modificado [15]

30) Articulador Stephan Modelo P (1940): Tem uma caraterística adicional de pino incisal e um ajuste de altura vertical. (13,15,16)

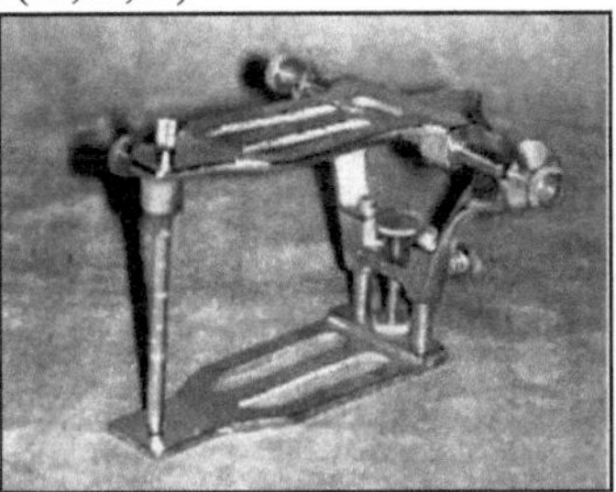

Fig. 45: Articulador Stephan Modelo P [15]

31) Articulador Fournet (1940): Permitia o posicionamento do molde maxilar através de dois planos de referência, não possuindo movimento lateral. (13,15,16)

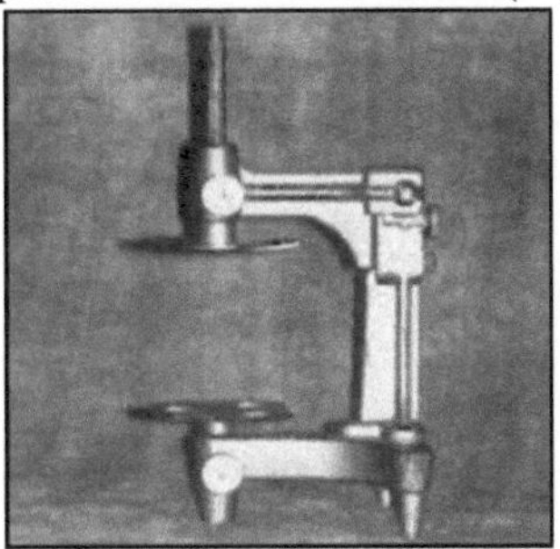

Fig. 46: O articulador de Fournet [15]

32) Dentatus o modelo ARH (1944): O ARH é o articulador original do Dentatus. Tem indicador orbital, orientação condilar ajustável de -60° a +60° e tem um deslocamento lateral ajustável de 0° a 40°.(13)

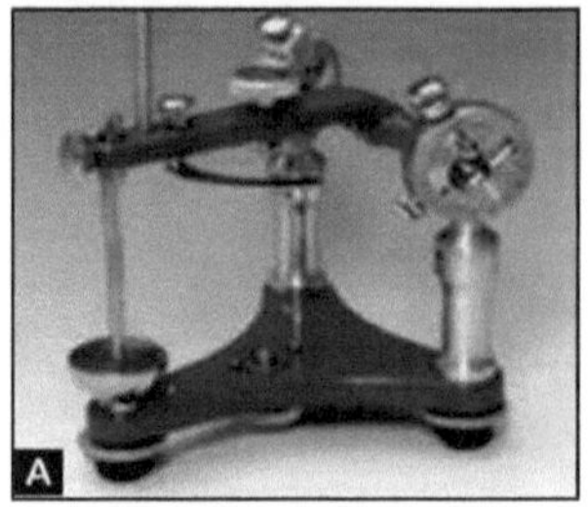

Fig. 47: Dentado do modelo ARH [13]

33) Articulador Johnson-Oglesby e Moyer (1950): Um articulador de valor médio pequeno e flexível com uso limitado. O instrumento Moyer é um articulador de valor médio no qual o membro superior tem um ajuste de bola e soquete. (13,15,16)

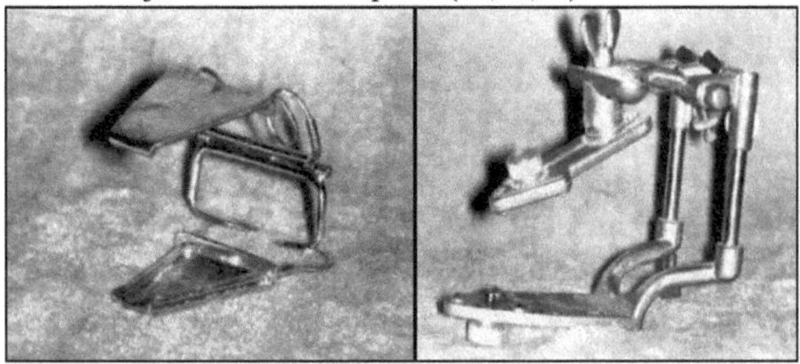

Fig. 48: A.Johnson-Oglesby; B. Moyer Articulator [15]

34) Articulador Coble (1950): Um articulador de dobradiça simples que mantém a relação cêntrica e a dimensão vertical. (13,15,16)

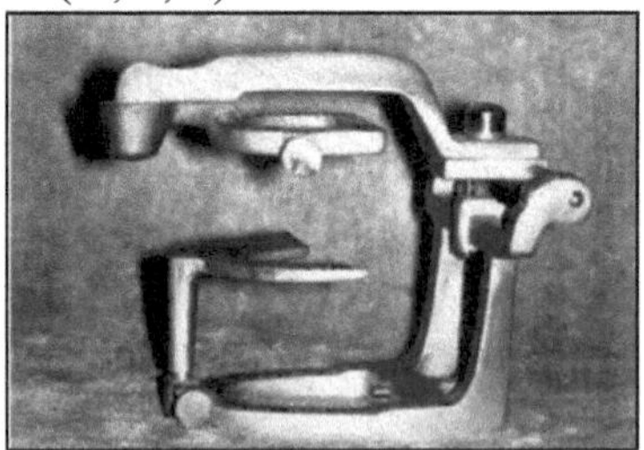

Fig. 49: Articulador Coble [15]

35) Articulador Bergstrom (1950): Introduziu o termo "Arcon" com guias condilares no membro superior e elementos condilares no inferior, pode aceitar registo em cotovelo facial, utiliza registo interoclusal protrusivo e tem guias condilares curvas.(7,11,13)

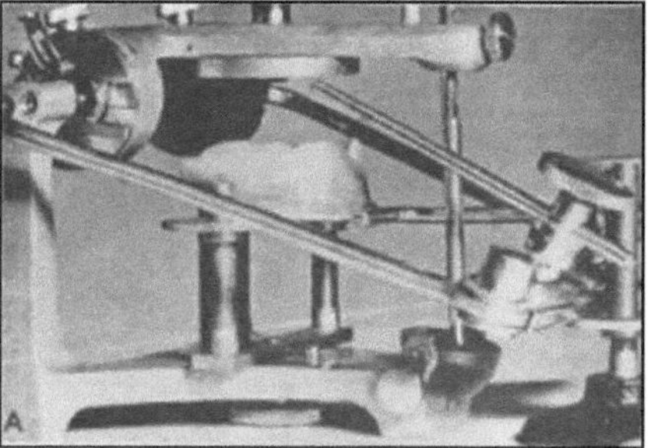

Fig. 50: Articulador de Bergstrom [7]

36) Articulador Galetti (1950): Um articulador sem base de gesso com maxilar-mandibular ajustável. (11,13,15,16)

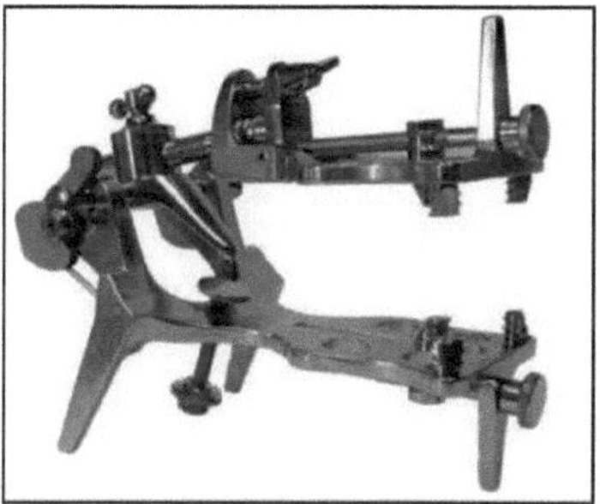

Fig. 51: O Articulador Galetti [16]

ARTICULADORES DESENVOLVIDOS DE 1951 A 1970

1) Articulador Pankey-Mann (1955): Desenvolvido por Lindsey De Pankey e Arvin W. Mann. Possui uma base com uma plataforma para o molde mandibular, uma coluna vertical com dois conjuntos móveis para a estrutura do arco facial e o molde maxilar. Utiliza o arco facial de Pankey-Mann para fixar o plano oclusal e completa as restaurações numa sequência específica baseada na teoria esférica. (15,16)

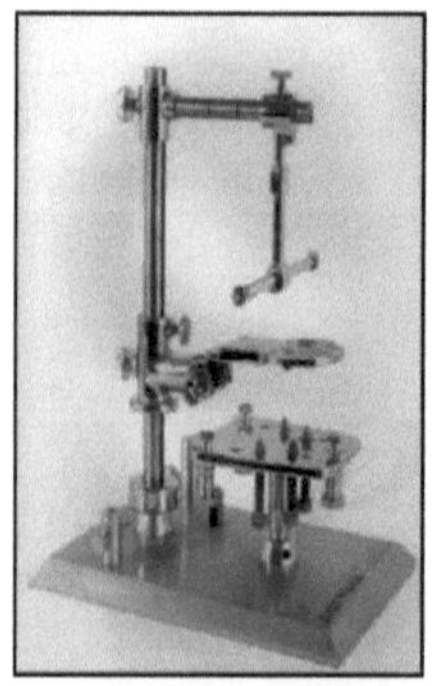

Fig. 52: O Articulador Pankey-Mann [16]

2) Articulador Stuart (1955): Desenhado por Charles E. Stuart. Um articulador totalmente ajustável com cames e esferas para controlar os movimentos condilares e de Bennett, utilizando traçados pantográficos para ajustes. Possui um pino incisal curvo. (7,11,15,16)

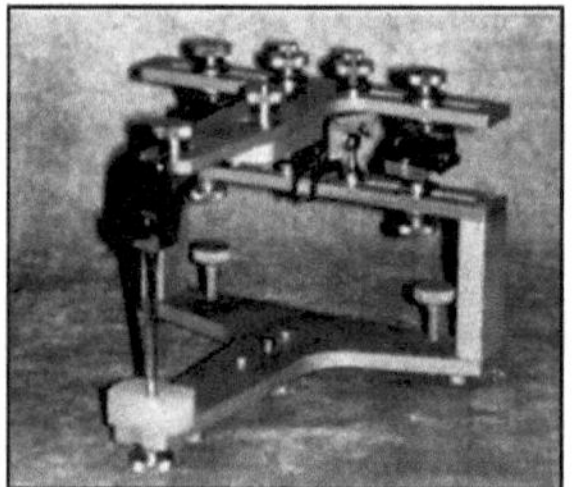

Fig. 53: O Articulador Stuart [15]

3) Série Hanau Modelo H2 (1958): Conhecido pela sua maior distância entre os membros superiores e inferiores e pelo indicador orbital. As variantes incluem H2-XPR (eixos condilares extensíveis), H2 (indicador orbital), H2-X (eixo condilar extensível) e H2-PR (ajustes protrusivos/retrusivos).(15,16,17)

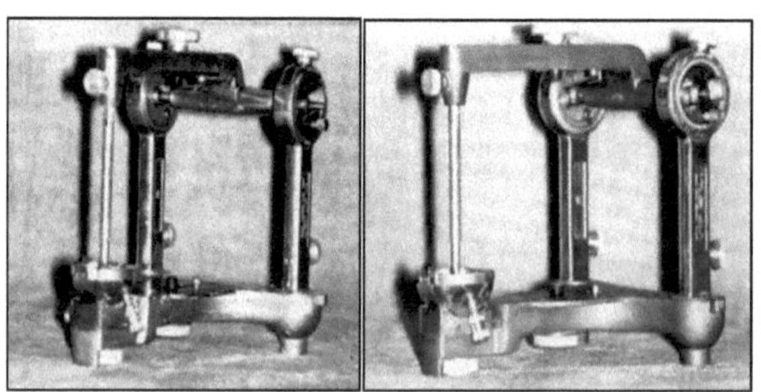

Fig. 54: A. Hanau Modelo 96H2; B. Hanau H2-XPR [15]

24

4) Articulador Dentatus ARL (1958): Um articulador semi-ajustável com uma distância intercondilar fixa e uma trajetória condilar reta. Possui um eixo condilar extensível e posicionamento ajustável para transferência de moldes(7,15,16).

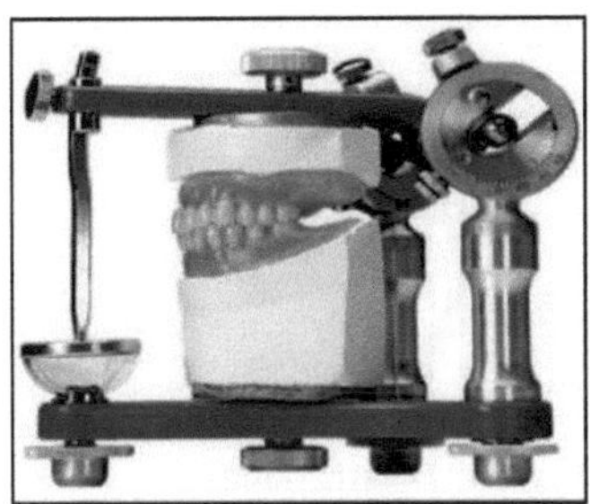

Fig. 55: O articulador Dentatus ARL [16]

5) Novo Articulador Simplex melhorado (1960): Um Gysi Simplex atualizado com uma orientação condilar de 30 graus, movimento Bennett de 7,5 graus e uma mesa de guia incisal ajustável. Inclui um gabarito de montagem e um gabarito de orientação do plano Simplex. (15,16)

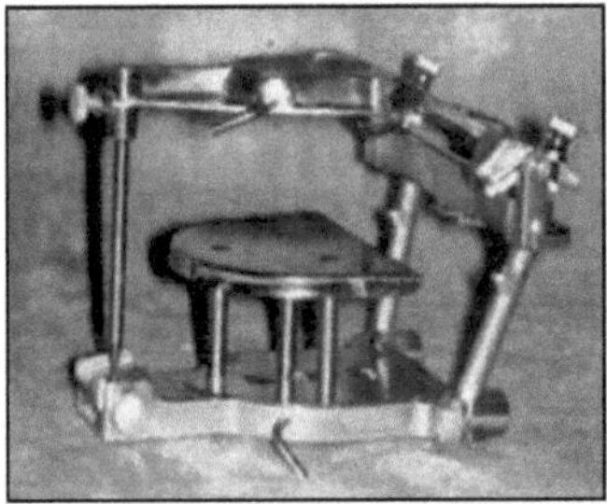

Fig. 56: O Novo Articulador Simplex melhorado [16]

6) Verticulador (1960): Desenvolvido por William Windish. Abre e fecha apenas na dimensão vertical com um batente positivo. Inicialmente para a técnica de trajetória gerada funcionalmente, com um modelo de arco completo introduzido em 1962. (15,16)

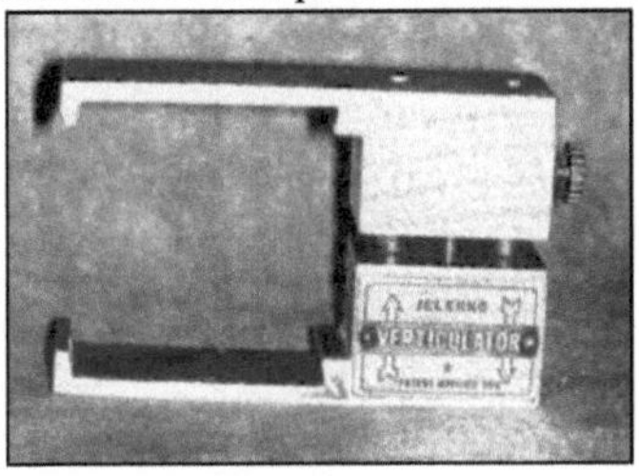

Fig. 57: O Verticulador [15]

7) **Articulador Ney (1962)**: Desenhado por Anthony J. De Pietro. Um instrumento de arco com distância intercondilar ajustável, auto-tripulação para montagem de gesso na mandíbula e mesa de guia incisal de plástico ou metal personalizável.(15,16)

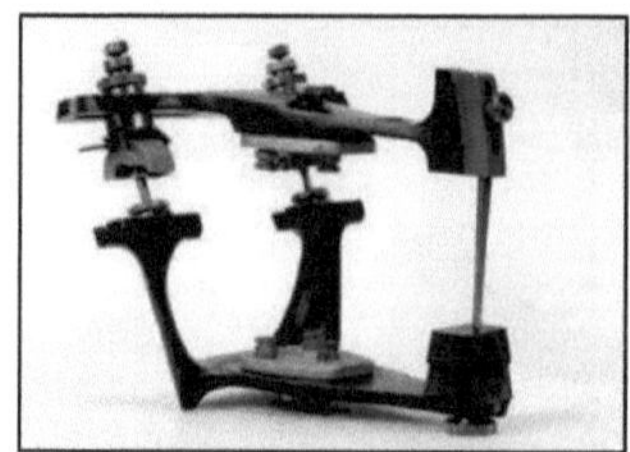

Fig. 58: O articulador Ney [16]

8) **Articulador Hanau Modelo 130-21 (1963)**: Um instrumento de eixo dividido com distância intercondilar ajustável, trajectórias condilares rectas e trajectórias de guia Bennett. Não aceita traçados pantográficos e possui um desenho de auto-tripoding. (15,16,17)

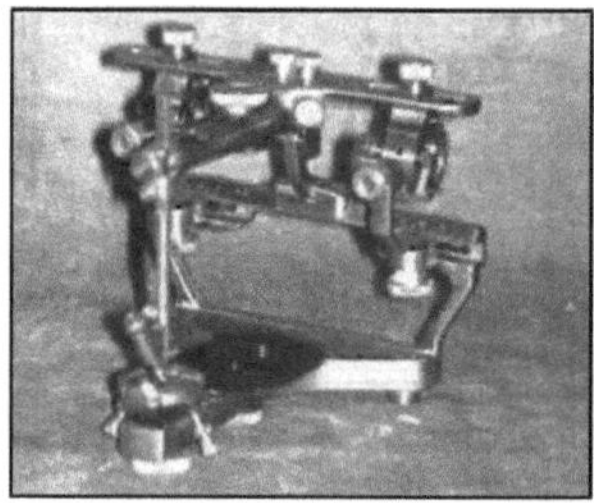

Fig. 59: Articulador Hanau modelo 130-21 [15]

9) **Articulador Whip-Mix (1964)**: Um articulador de arco semi-ajustável de Charles

E. Stuart, com três ajustes intercondilares, um arco facial de montagem rápida e elementos condilares ajustáveis. Não possui um dispositivo de bloqueio cêntrico(7,11,15,16).

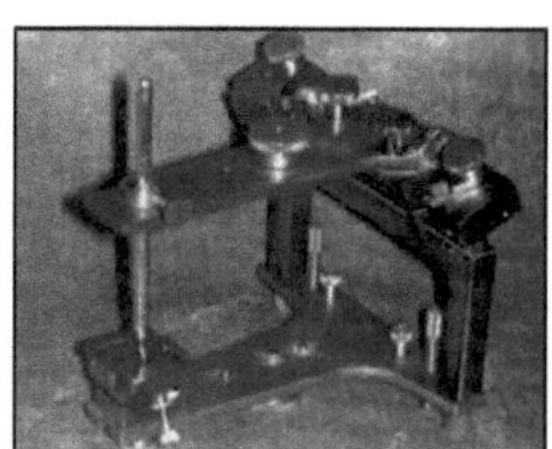

Fig. 60: O Articulador Whip-Mix [15]

10) **Simulador (1968)**: Desenvolvido por Ernest R. Granger. Um articulador totalmente ajustável que utiliza traçados pantográficos, com trajectórias condilares curvas, trajetória condilar rotativa para dentro, eixo quebrado e elemento de temporização mecânica para simular o movimento de Bennett e o ângulo de Fischer(15,16).

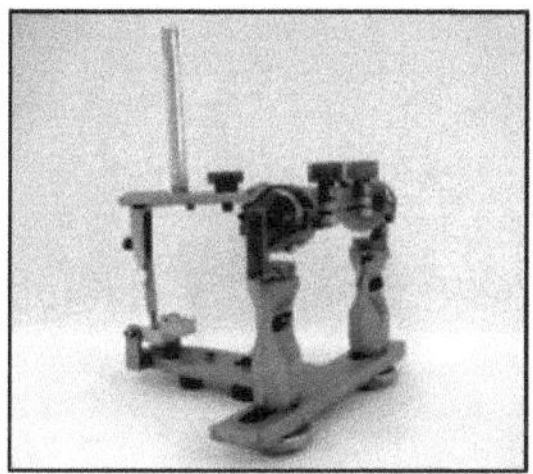

Fig. 61: O Articulador Whip-Mix [16]

11) **Articulador Denar Modelo D4A (1963)**: Criado por Niles Guichet. Um articulador totalmente ajustável programado a partir de traçados pantográficos, com orientação condilar ajustável, um bloqueio cêntrico e um pino incisal curvo. (7,11,15,16)

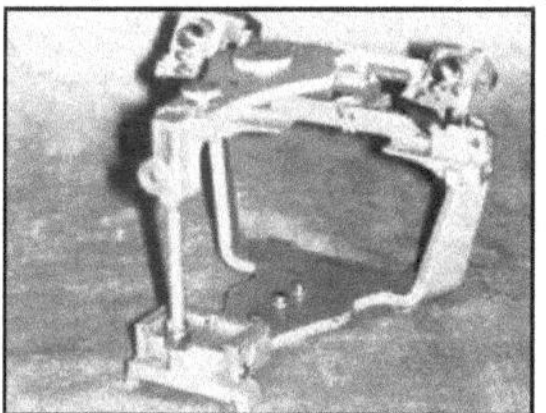

Fig. 62: O articulador Denar Modelo D4A [16]

ARTICULADORES DE 1951 ATUAL

1) **Teledyne Hanau Modelo-194 (década de 1970)**: Originalmente chamado de Hanau XP51, este articulador de arco semi-ajustável apresenta uma distância intercondilar fixa de 90 mm. Tem trajectórias condilares ajustáveis e guias incisais, incluindo uma guia universal e uma taça incisal personalizada (11,18,19,20).

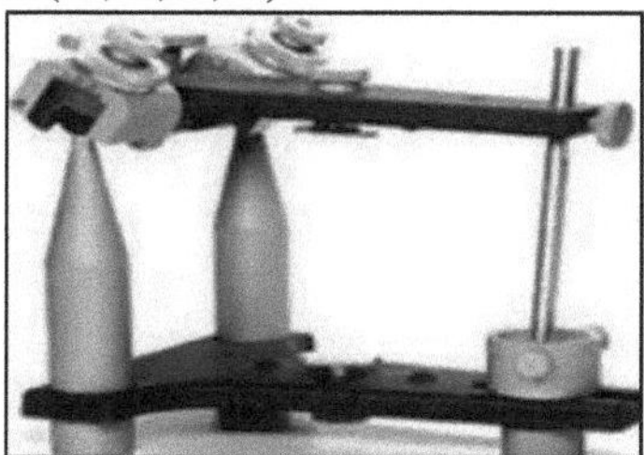

Fig. 63: Teledyne Hanau Modelo-194 [16]

2) Dentatus ARO (1971): Desenvolvido pela A.B. Dentatus, este articulador apresenta um braço móvel para o molde mandibular, que permite o reposicionamento sem remontagem. Inclui um bloco de calibre para centrar o molde, mas requer registos da relação cêntrica para reposicionamento. (11,15,16,20)

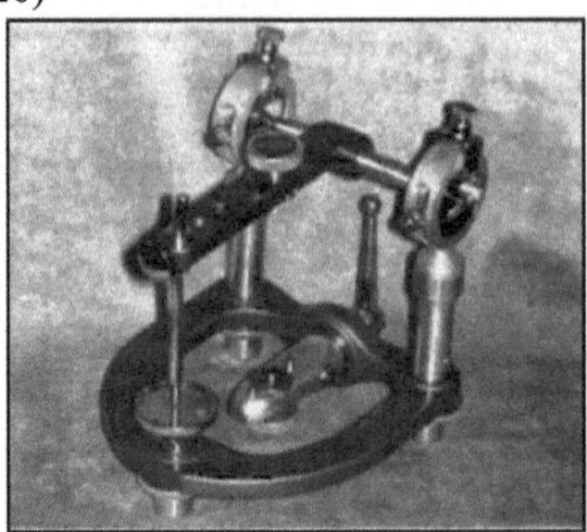

Fig. 64: Teledyne Hanau Modelo-194 [15]

3) Denar Mark II (1975): Este articulador de duas peças oferece 85 graus de movimento de dobradiça, inclinação condilar horizontal ajustável (0 a 60 graus) e movimento Bennett (0 a 4 mm). Tem uma distância intercondilar fixa de 110 mm, com outra variante que permite uma distância ajustável. (11,18,19,20)

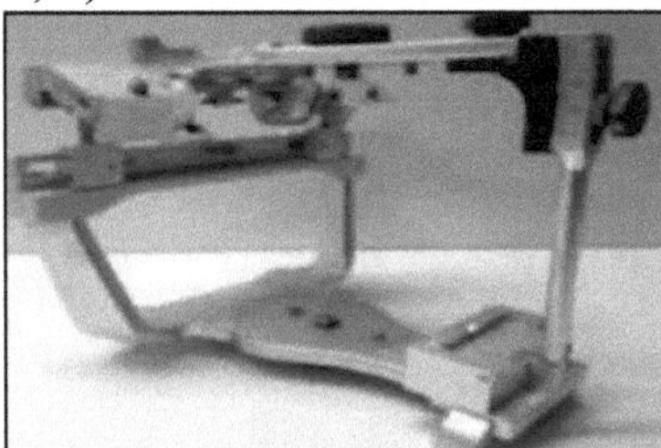

Fig. 65: Denar Mark II [20]

4) Hanau H2 Arcon Modelo 158 (1977): Semelhante ao H2, mas do tipo arcon, com trajectórias condilares horizontais (0° a 60°) e laterais ajustáveis (0° a 30°). Pode acomodar vários arcos faciais. (7,11,18,19,20)

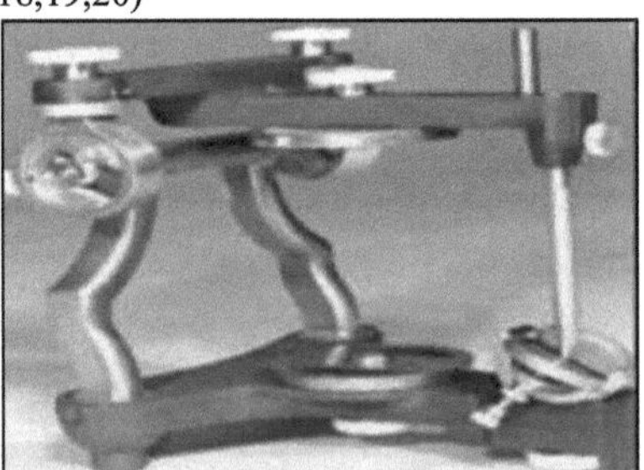

Fig. 66: Hanau H2 Arcon Modelo 158 [20]

5) Hanau Modelo 165 HanauMate (1977): Um articulador de valor médio com uma distância intercondilar fixa de 110 mm, uma inclinação horizontal de 30 graus e um deslocamento lateral progressivo de 15 graus. Possui pinos de libertação rápida e maior visibilidade lingual. (7,11,18,19,20)

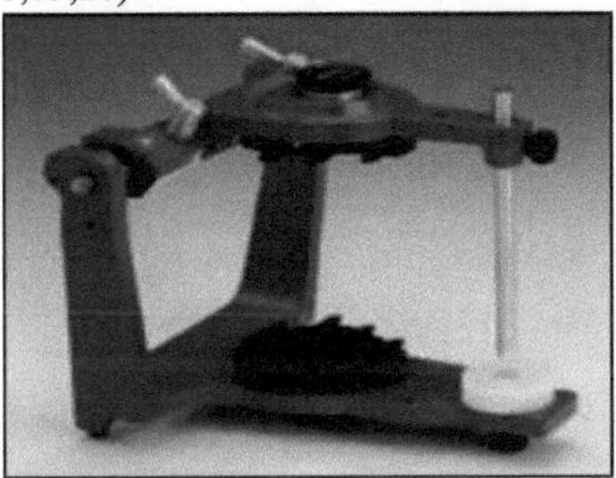

Fig. 67: Hanau Modelo 165 Hanaumate [20]

6) Hanau Modelo 166 Radial Shift (1981): Um articulador do tipo arco com uma distância intercondilar fixa de 110 mm, orientação condilar horizontal ajustável (0°-60°) com uma curvatura de ¾ de polegada e uma parede medial ajustável de 3 mm. As estruturas superior e inferior são mantidas juntas com a ajuda de um fecho cêntrico que impede a separação acidental das duas estruturas. Inclui uma mesa de guia incisal mecânica ou de plástico. Pode aceitar arcos faciais e auriculares (7,11,18,19,20).

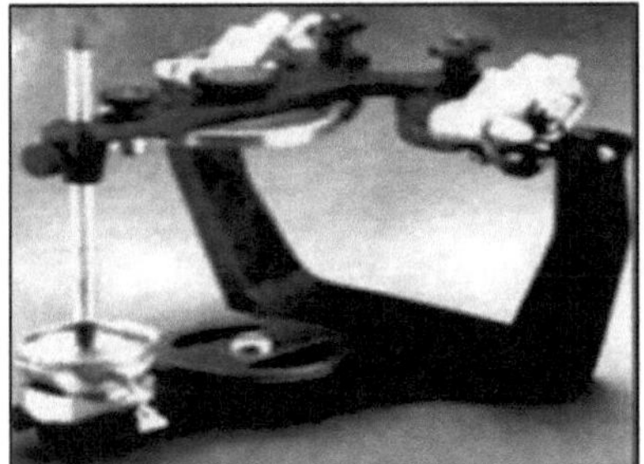

Fig. 68: Deslocação radial Hanau modelo 166 [20]

7) Hanau Wide Vue Modelos 183 e 184 (1981): Articuladores do tipo Arcon com uma distância intercondilar fixa de 100 mm. A principal diferença é que o 183 tem uma trajetória condilar fechada, enquanto o 184 tem uma trajetória aberta. Apresentam trajectórias condilares protrusivo-retrusivas ajustáveis e pinos guia incisais. Tem um ângulo de trajetória condilar horizontal ajustável de - 20° a + 60° e um ângulo de deslocamento lateral ajustável de 0° a 30°. Inclui três mesas de guia incisal: mesa mecânica, plana e pantacrílica. (7,11,18,19,20)

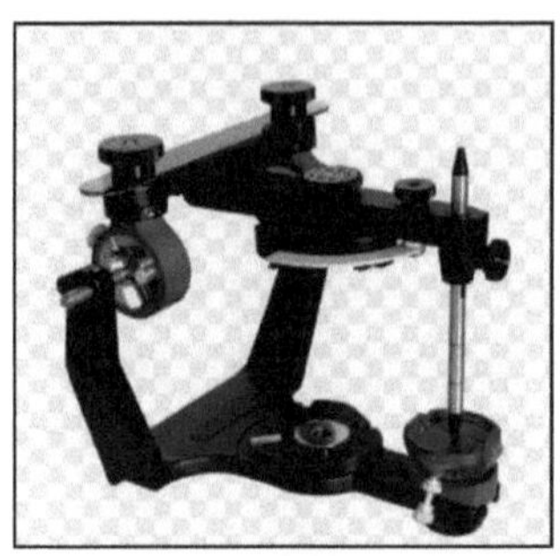

Fig. 69: Hanau Wide Vue Modelos 183 e 184 [20]

8) Sistema de Articulador Modular Hanau: Disponível em larguras intercondilares fixas (110 mm) ou ajustáveis (100, 110, 125, 140 mm). Inclui Ângulo de Bennett (0° a 30°), inclinação horizontal (0° a 90) e parede medial 0- 3mm). Pode aceitar uma vasta gama de arcos faciais hanau como o Spring Bow e o Twirlbow. (7,11,18,19,20)

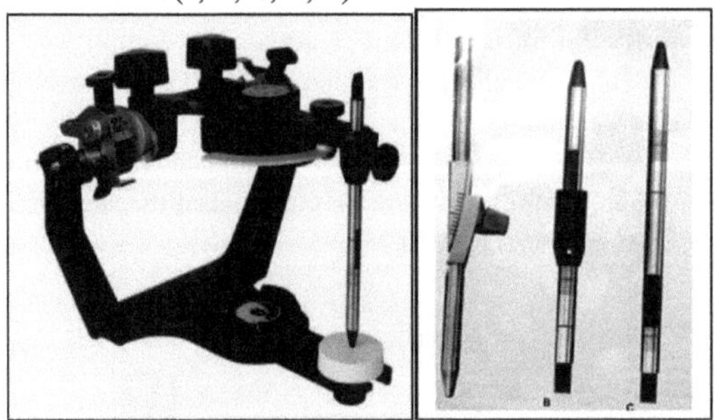

Fig. 70: Sistema de Articulador Modular de Hanau [20]

9) Articulador Panadent (1978, atualizado em 1983): Inclui análogos tridimensionais do movimento condilar com várias definições de deslocamento lateral (0,5, 1,0, 1,5, 2,0 e 2,5 mm). Estão disponíveis os modelos SL, PSL e PCL, sendo que os modelos PSL e PCL oferecem alta precisão. Os modelos mais recentes, introduzidos em 1983, incluem o Dynalink Panalock que mantém as estruturas superior e inferior do articulador unidas, permitindo um movimento de abertura de 180°. Tem uma distância intercondilar fixa de 110 mm e utiliza elementos condilares de ¼ de polegada. O articulador utiliza um analisador rápido extra-oral para traçar as trajectórias condilares e registar as deslocações laterais. Os dados são utilizados para selecionar e inserir os análogos adequados no articulador. (7,11,16,20)

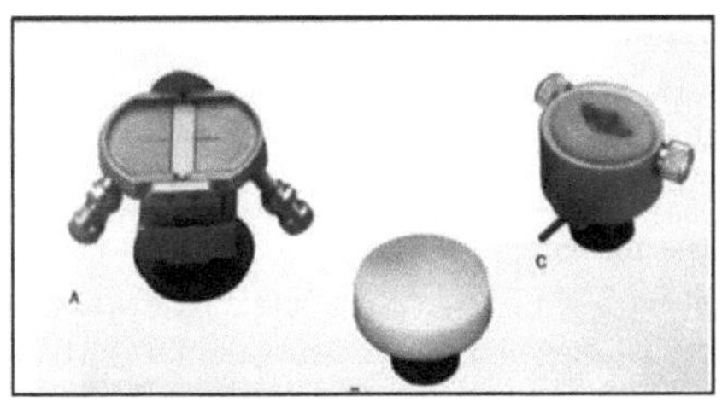

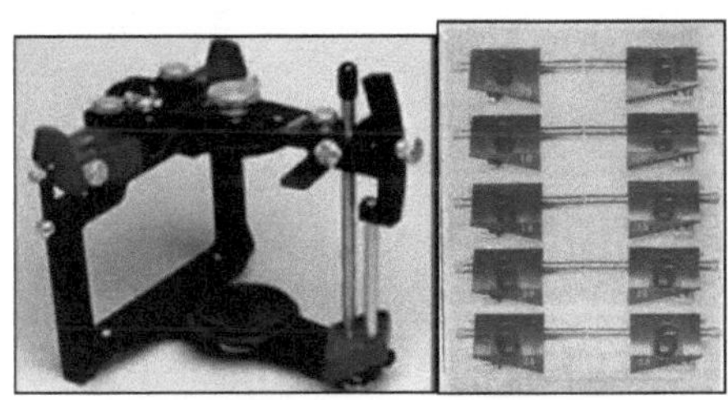

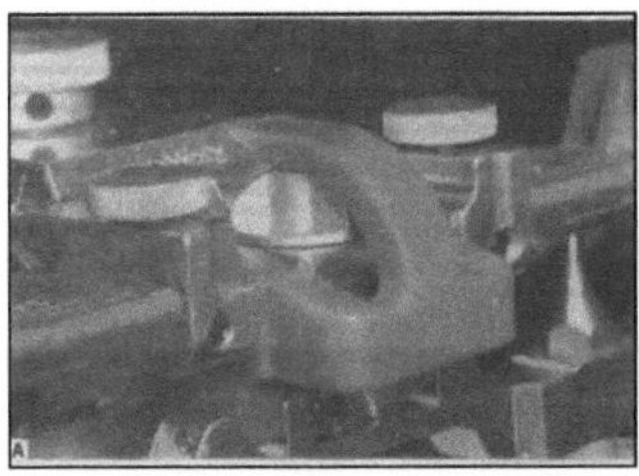

Fig. 71: O articulador Panadent [11,20]

10) Omni Articulator (1984): Permite a troca entre desenhos de fossa fechada e aberta e é compatível com uma vasta gama de acessórios. Inclui conjuntos de análogos para ajustes da trajetória condilar. Os conjuntos têm 0,5 mm, 1,0 mm e 1,5 mm de deslocamento lateral pré-corrente com um ângulo progressivo de 7 graus em relação à parede medial. Oferece medições precisas com um arco facial cinemático. Todos os articuladores denar (exceto o omni) podem ser calibrados com uma precisão de (0,001) um milésimo de polegada entre si. Três tipos de mesas de guia incisal de plástico ou a mesa de guia mecânica estão disponíveis com este articulador[7,11,16,18,20].

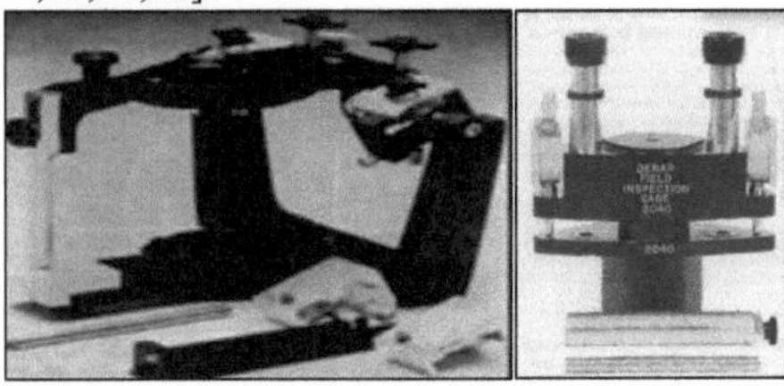

Fig. 72: O Omni Articulador [20]

11) Articuladores SAM (1990): Articuladores do tipo Arcon com vários modelos como SAM SE, SAM 2P, SAM 2PX e SAM 3. O SAM 2 possui alojamentos condilares intercambiáveis e um pino guia incisal. A caraterística única deste articulador é o pino guia incisal. O pino é fixado à estrutura inferior e à mesa da estrutura superior. Torna-se um análogo para orientação anterior na boca. O arco facial é muito semelhante ao arco auricular da Whipmix e da Panadent. O SAM 3 oferece caraterísticas avançadas como um dispositivo de bloqueio cêntrico On-Off e várias inserções de curvatura. (11,16,20)

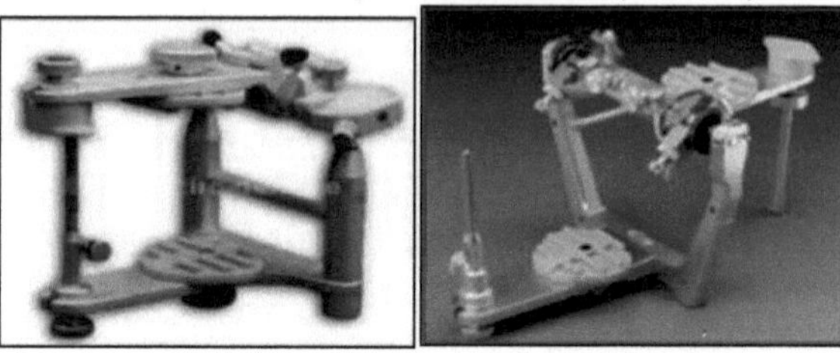

Fig. 73 A: Articulador SAM 2; B: Articulador SAM 3 [20]

12) Articuladores Artex (1995): Inclui o ARTEX CN (sem arco, valor médio), ARTEX CT (parcialmente ajustável), ARTEX CP (arco, parcialmente ajustável), e ARTEX CR (arco totalmente ajustável). Este articulador foi desenvolvido pela empresa GIRRBACH DENTAL GMBH em 1995.(16,20,21)

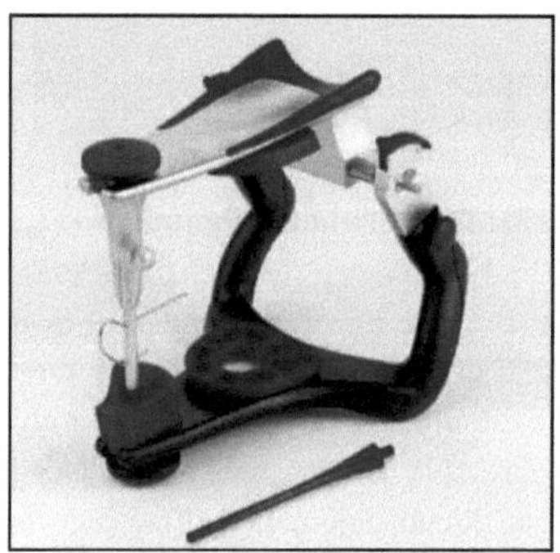

Fig. 74: Articuladores Artex [21]

13) Articulador totalmente ajustável Cyberhoby (1983): Desenvolvido por Hobo e Takayama, utiliza pantógrafos electrónicos e sensores optoelectrónicos para medir as trajectórias condilares e os desvios laterais, transferindo dados para ajustes precisos do articulador (20)

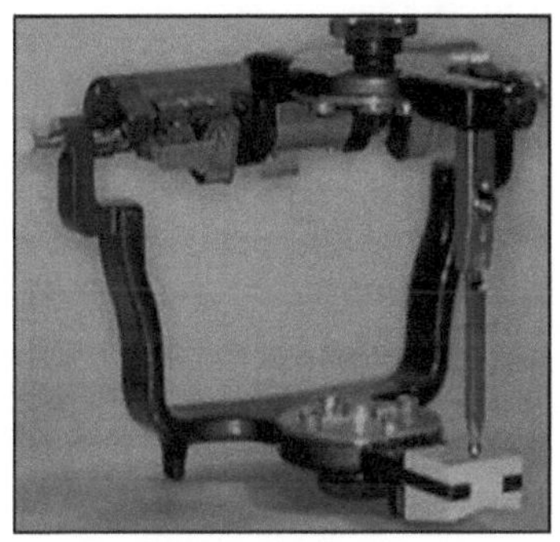

Fig. 75: Articulador Cyberhoby [20]

14) Articuladores virtuais: Articuladores virtuais (1999): Articuladores baseados em software que simulam digitalmente os movimentos mandibulares. Inclui o articulador virtual de Szentpetery (modelo 3D ajustável) e o modelo de Kordass e Gartner (utiliza analisadores do movimento da mandíbula para registos precisos). (20)

15) Articuladores Stratos (1990): Oferecidos pela Ivoclar Vivadent, com modelos como o STRATOS 100 (valor médio), STRATOS 200 (semi-ajustável) e STRATOS 300 (ajustável individualmente). As caraterísticas incluem opções de ajuste precisas e um sistema de arco de transferência universal (UTS) para transferências maxilares rápidas.

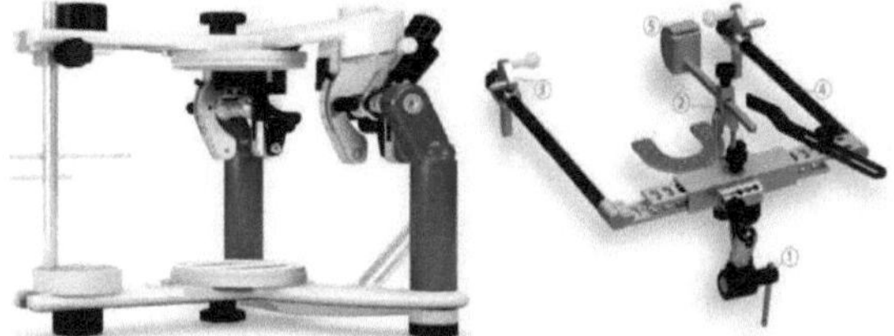

Fig. 76: A. Articuladores Stratos; B. Arco facial UTS [20]

16) Articulador Kavoprotar: Permite o alinhamento com o plano horizontal de Frankfurt ou com o plano de Camper, utilizando um arco facial com apoio nasal. Proporciona um alinhamento médio com desvios de ±10° em relação ao plano de Camper.(20)

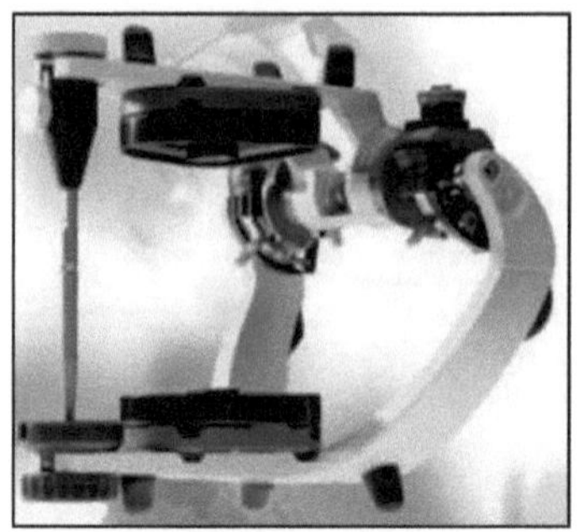

Fig. 77: Articuladores Kavoprotar [20]

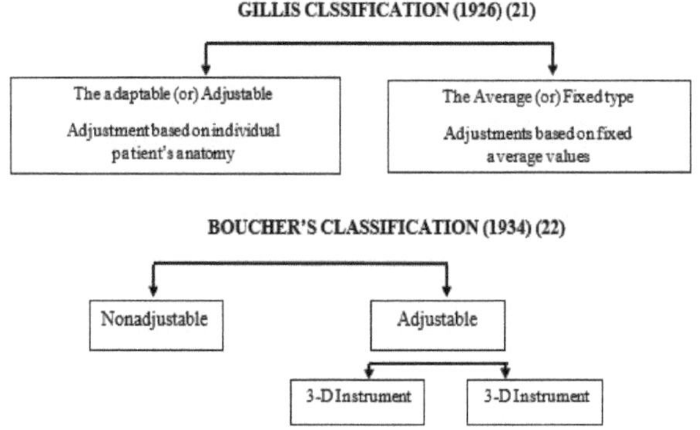

CLASSIFICAÇÃO DE BECK(1962): (23)

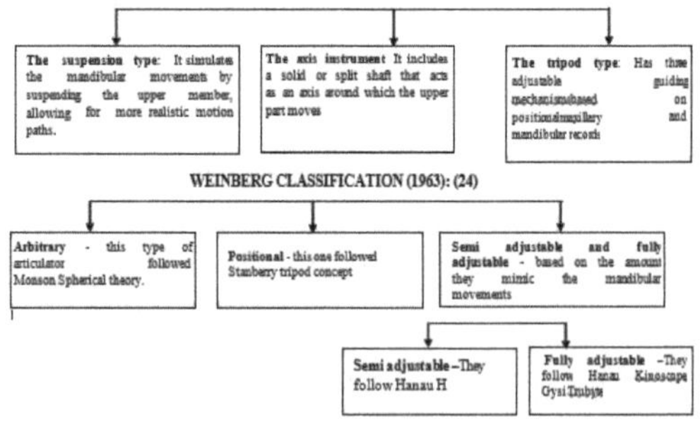

CLASSIFICAÇÃO DE THOMAS (1973): (25)

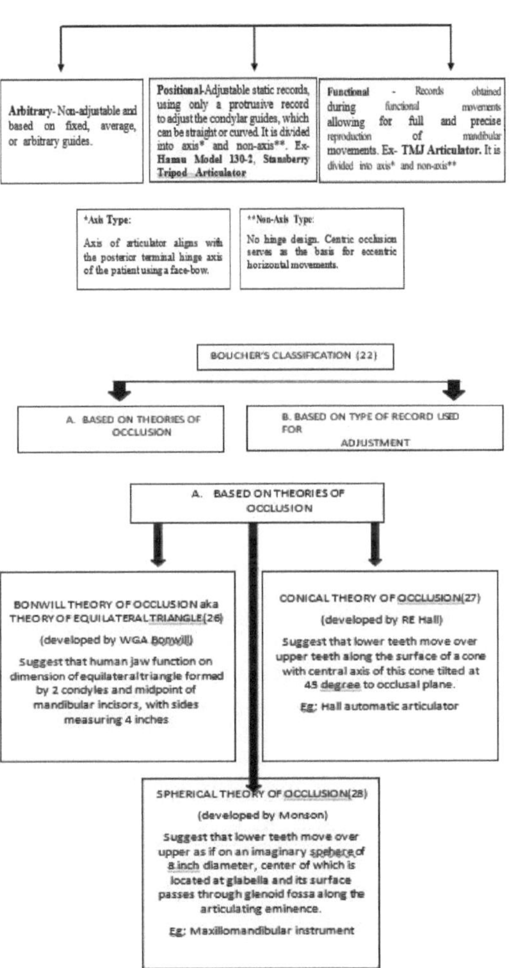

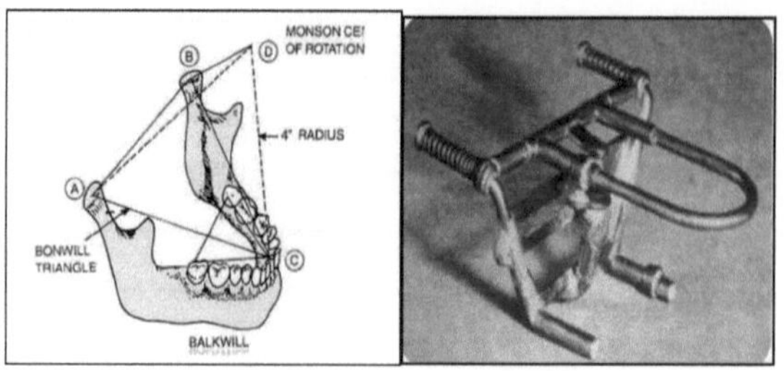

Fig. 78 a. Teoria de Bonwill, b. Articulador de Bonwill (22)

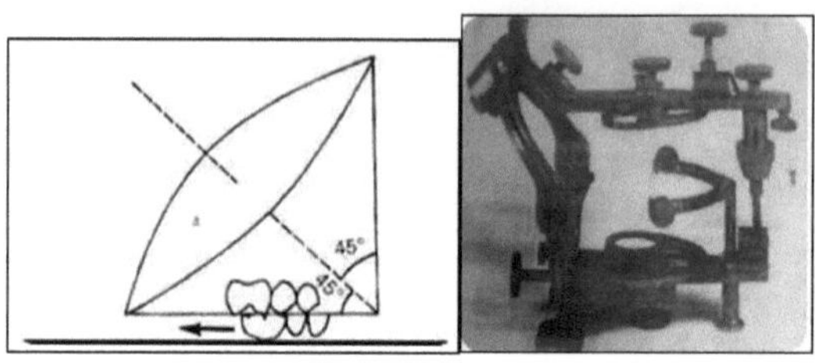

Fig. 79: a. Teoria cónica, b. Articulador automático Hall (22)

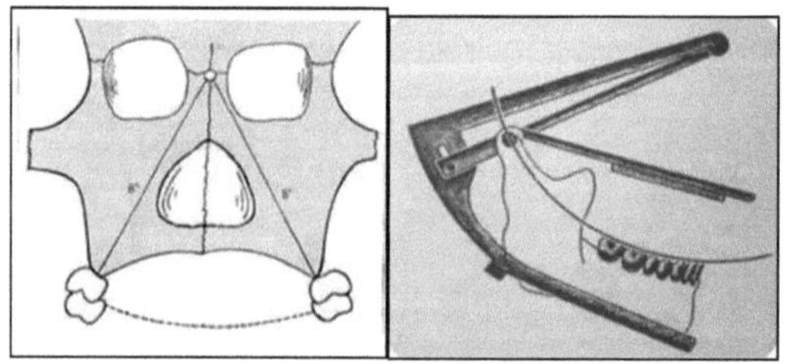

Fig. 80: a. Teoria esférica, b. Instrumento maxilomandibular (22)

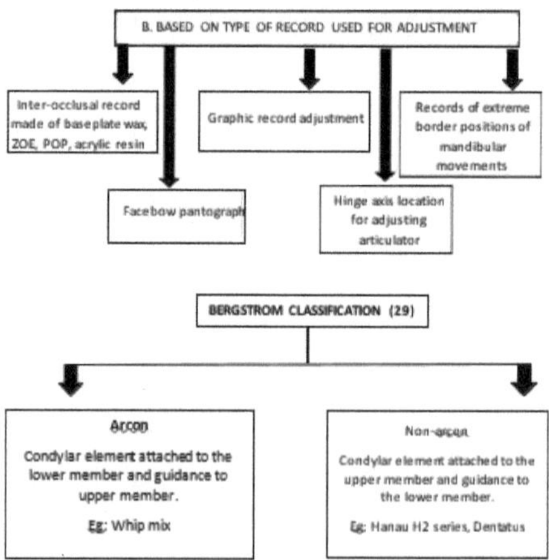

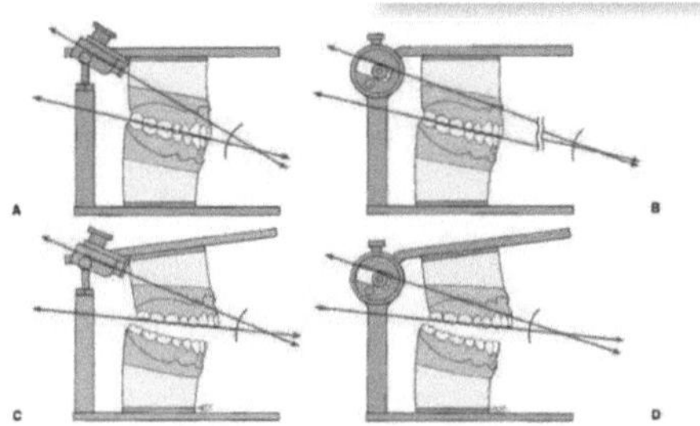

Fig. 81: Arconte e não arconte (29)

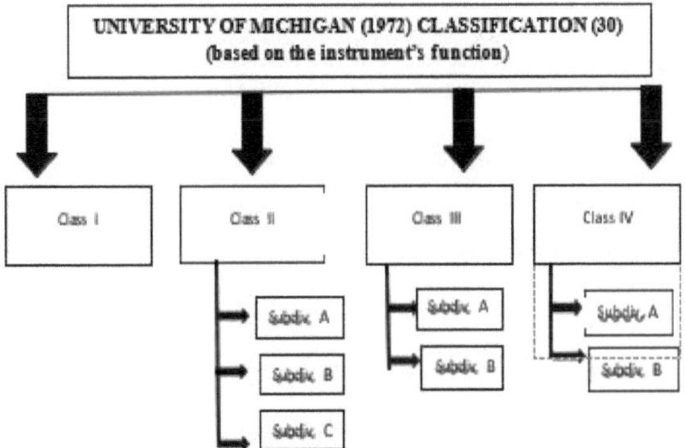

Classe I:

❖ Aceita registo estático único

❖ Movimento vertical possível para maior comodidade

❖ Exemplo: Articulador de laje (primeiro articulador deste tipo), articulador de porta de celeiro, Verticulador

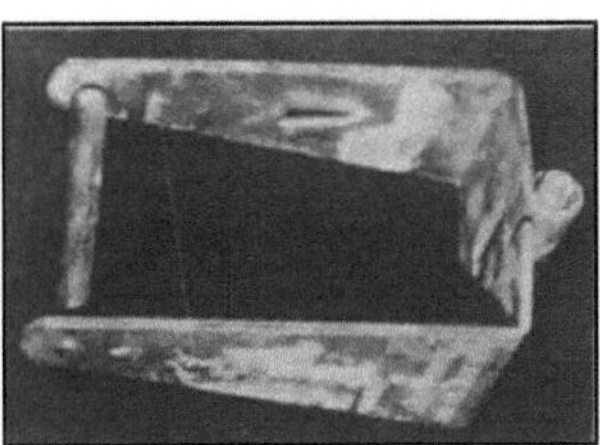

Fig. 82: Articulador de placas (30)

Classe II:

❖ Permite movimentos horizontais e verticais

❖ Não aceita transferência de facebow

• **Classe II A**: O movimento excêntrico permitido baseia-se em valores médios e arbitrários.

• **Exemplo**: Gysi simplex, articulador de valor médio (CG-30 graus IG- 60 graus)

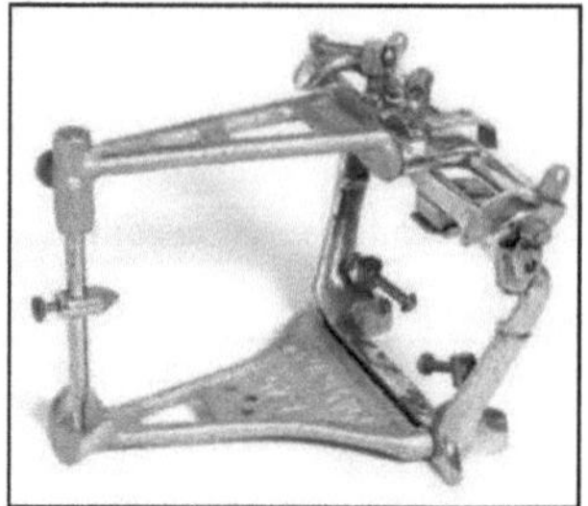

Fig. 83: Gysi simplex (30)

• **Classe II B**: Movimento excêntrico permitido com base em teorias do movimento arbitrário
• **Exemplo**: O articulador maxilomandibular de Monson

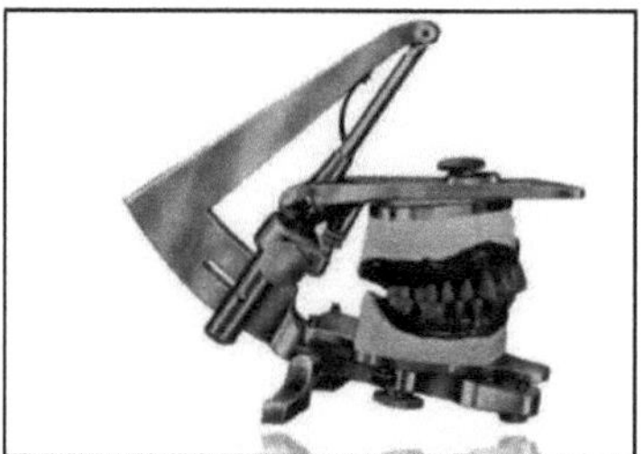

Fig. 84: Articulador maxilomandibular de Monson (30)

• **Classe II C**: O movimento excêntrico permitido baseia-se no registo gravado obtido do doente.

• **Exemplo**: O articulador House (registos gravados obtidos através do método Needle-House chewin, no qual estão presentes cavilhas metálicas nos aros maxilares e os aros mandibulares são aros oclusais compostos)

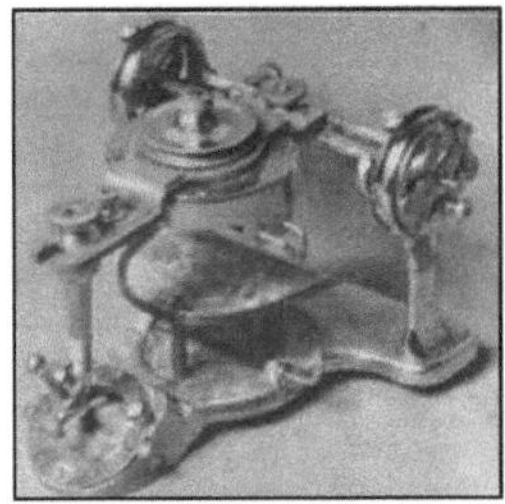

Fig. 85: Articulador da casa (30)

Classe III:

❖ Simular a trajetória condilar utilizando valores médios para a totalidade ou parte do movimento.

❖ Permite a transferência de facebow

• **Classe III A**: Aceitar o registo protrusivo estático e utilizar u m equivalente para o resto do movimento

• **Exemplo:** Dentatus, Hanau H2

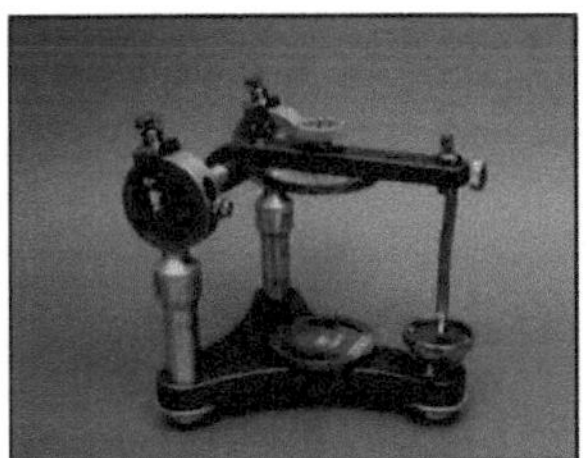

Fig. 86: Dentatus (30)

• **Classe III B**: Aceitar o registo protrusivo estático e algum registo interoclusal lateral; e utilizar o equivalente para o resto dos movimentos

• **Exemplo**: Hanau Teledyne, whipmix.

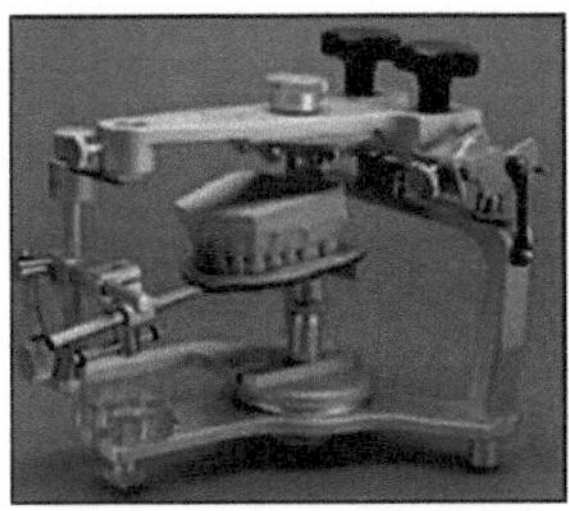

Fig. 87: Mistura de chicote (30)

Classe IV:

❖ Aceitar registos dinâmicos 3D
❖ Permite a transferência de facebow

• **Classe IV A**: Trajetória condilar formada por registo gravado pelo doente,

• **Exemplo**: Denar Combi articular, instrumento estereográfico da ATM

• Registo intra-oral gerado

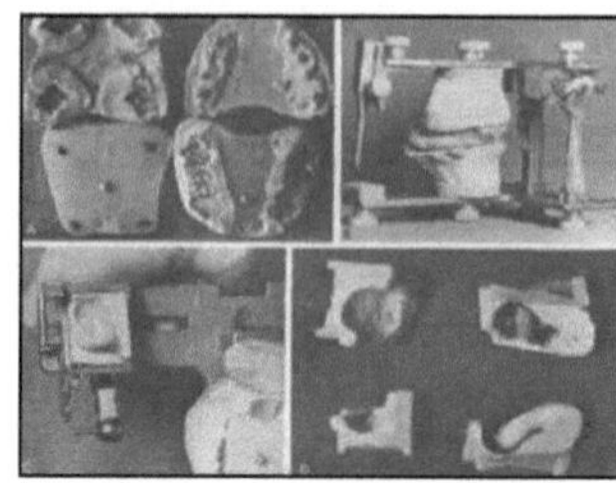

Fig. 88: Denar Combi articular (30)

• **Classe IV B**: Os instrumentos têm a capacidade de ajustar seletivamente os ângulos das trajectórias condilares e a sua personalização

• **Exemplo**: articulador Stuart, articulador Denar D5

• O traçado pantográfico com pantógrafos é utilizado para o procedimento de registo 3D.

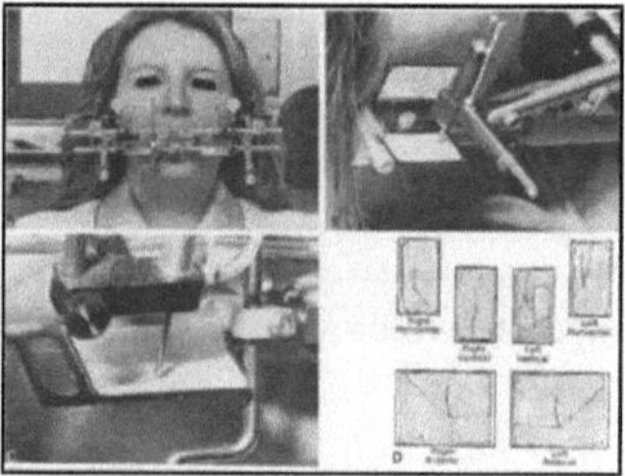

Fig. 89: Articulador Denar D5 (30)

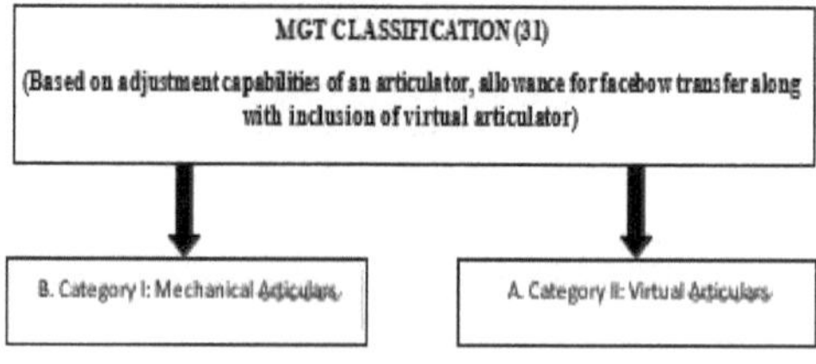

A. Categoria I: Articuladores mecânicos

Classe 1: Articuladores **não simulados - aceitam** apenas o registo cêntrico. Exemplos: Denar Automark, Barn Door.

Classe 2: Articuladores parcialmente simulados - Esta classe foi subdividida em 2a, 2b e 2c, com base nas capacidades de ajustamento de um articulador para aceitar a transferência do cotovelo facial e na sua capacidade para aceitar registos obtidos a partir de um registo centrado no paciente, de um registo protrusivo e de um registo lateral.

Classe 2a: Aceita transferência facial e apenas registo centrado.

Exemplo: Hanau Mate, Hanau Ulti-Mate, Denar Mark 310, Bio-Art A7 Fix.

Classe 2b: Aceita transferência de cotovelo facial, registo cêntrico e registos salientes.

Exemplo: Whip Mix 2240, Denar Mark 320, Hanau H2, Bio-Art A7 Plus

Classe 2c: Aceita transferência de cotovelo facial, registo cêntrico, registo protrusivo e registos laterais. Exemplos: Whip Mix 2340, Whip Mix 4000 series, Whip MixModel 8500, Denar Mark 330, Hanau Wide-Vue series, Artex CR, SAM 3.

Classe 3: Articuladores totalmente simulados - Aceitam transferência de cotovelo facial, registo cêntrico, registo protrusivo e registos laterais. Tem uma disposição de distância intercondilar ajustável. Exemplo: Denar 5A, Granger Gnatholator.

B. Categoria II: Articuladores virtuais

Classe 1: Articuladores virtuais parcialmente simulados - Não registam nem reproduzem percursos de movimento mandibular individualizados de cada paciente. São articuladores simulados matematicamente que utilizam um valor médio para o ajuste de definições adicionais do articulador para reproduzir os movimentos mandibulares.

Exemplo: Ceramill-Artex, Ivoclar-Stratos 300.

Classe 2: Articuladores virtuais totalmente simulados - Registam e reproduzem trajectórias exactas de movimento mandibular utilizando uma ferramenta digital específica, o analisador de movimentos da mandíbula.

Exemplos: Sistema DentCam, Kordass e articulador virtual Gartner.

CAPÍTULO -3

ARTICULADORES SEMI-AJUSTÁVEIS

• Instrumento que simula as trajectórias condilares através da utilização de equivalentes médios ou mecânicos para a totalidade ou parte do movimento. Estes instrumentos permitem a orientação dos moldes relativamente às articulações e podem ser instrumentos em arco ou não em arco.

• Pertencem à classe III de articuladores:

Classe III A: Articuladores que aceitam registos protrusivos estáticos, por exemplo, Dentatus, articulador H2 sem arco de Hanau

Classe III B: Classe III B: Articuladores que aceitam registos protrusivos estáticos e alguns registos interoclusivos laterais. Por exemplo, Hanau Teledyne, articulador whipmix.

• O articulador semi-ajustável permite os seguintes ajustes:

✓ Inclinação da trajetória condilar
✓ Ângulo de Bennett
✓ Trajetória incisal

Peças para articuladores (32)

1) **Corpo**: Porção central do articulador à qual são fixados os membros superiores e inferiores. Estabelece a distância bicondilar (distância horizontal) e a distância entre os membros (distância vertical).

2) **Barras**: Extensões horizontais às quais são fixadas placas de montagem e guias. Os cónicos e as suas guias ligam mecanicamente o elemento superior e o elemento inferior.

3) **Orientação condilar**: São os centros de controlo do articulador que funcionam como a fossa glenoide. Podem ser rectas ou curvas. Determinam a inclinação horizontal e lateral do côndilo.

4) **Elementos condilares**: Serve como côndilo da mandíbula.

❖ A maioria dos articuladores é concebida como um articulador ARCON, no qual a orientação condilar faz parte do membro superior do articulador e a orientação condilar é a parte do membro superior do articulador.

elemento é a parte da barra inferior.

❖ Poucos articuladores são concebidos como NON-ARCON, nos quais a orientação condilar faz parte do membro inferior do articulador e o elemento condilar faz parte do

o elemento superior.

5) **Trajetória condilar**: Refere-se à trajetória ou superfície dentro de um articulador que guia o movimento dos elementos condilares (que representam os côndilos) à medida que simulam o movimento natural da mandíbula. Esta pista ajuda a replicar as trajectórias condilares na boca do paciente, permitindo uma simulação precisa dos movimentos mandibulares.

Ajustes:

• A via condilar pode ser ajustada no eixo transversal horizontal e é designada por inclinação protrusiva ou horizontal, que simula a parede superior da fossa do doente. A inclinação horizontal é determinada utilizando um registo interoclusal protrusivo, que capta o percurso da mandíbula à medida que avança da relação cêntrica.

• O trajeto condilar também pode ser ajustado no eixo vertical e é designado por ângulo de Bennett progressivo ou inclinação lateral que corresponde à parede medial da fossa do doente. As inclinações laterais do côndilo podem ser determinadas utilizando registos interoclusais laterais, que captam o percurso da mandíbula durante os movimentos laterais. Em alguns articuladores, em vez de utilizar diretamente os registos laterais, as inclinações condilares laterais são calculadas com base na inclinação horizontal estabelecida

❖ Poucos articuladores podem ter a inclinação horizontal e condilar fixas.

• Os articuladores podem ter uma protrusão retrusiva ajustável e uma disposição para uma deslocação lateral imediata.

Tipos de faixas

• **Pista condilar fechada**: Roda numa caixa fechada que detém o elemento condilar. Não permite a remoção do elemento superior.

• **Pista condilar aberta**: Permite a remoção do membro superior para a depilação. Dispõem de retentores condilares, tais como retentores magnéticos ou elásticos, que impedem a separação acidental do membro superior.

6) **Stop Cêntrico Fixo**: Está presente na extremidade posterior da pista de alguns articuladores que restringem o movimento anterior do Elemento Condilar. Quando o elemento condilar está em contacto com o batente, encontra-se em posição cêntrica.

7) **Distância intercondilar**: Refere-se à distância horizontal entre os centros dos dois côndilos da mandíbula. Os articuladores têm uma distância intercondilar fixa ou distâncias intercondilares ajustáveis para imitar a distância real na mandíbula de um paciente.

8) **Mesa do incisivo**: Está presente na porção anterior do membro inferior que fornece suporte ao pino incisal. O articulador está disponível com uma mesa de guia incisal mecânica, ajustável nos planos sagital e frontal, ou com uma mesa de guia incisal de plástico que pode ser personalizada individualmente.

9) **Pino incisal**: Serve como controlo anterior do articulador que mantém um batente vertical e proporciona um contacto de estilete para os movimentos excursivos do articulador. Possui marcações milimétricas que permitem o ajuste da dimensão vertical.

10) **Indicador Orbital**: Alguns articuladores estão equipados com um Indicador Orbital que simula o entalhe infra-orbital do paciente e o ponto de referência anterior para o Plano Horizontal de Frankfort.

11) **Placas de montagem**: Permite a fixação de moldes dentários ao articulador. Os articuladores têm placas de fixação aparafusadas ou magnéticas.

PLANO DE REFERÊNCIA (33,34)

• Um arco facial é utilizado para transferir a relação espacial da base do crânio para o articulador, normalmente relacionando-a com um plano de referência. O plano horizontal de referência é estabelecido na face do doente por um ponto de referência anterior e dois pontos de referência posteriores, a partir dos quais são efectuadas as medições dos determinantes anatómicos posteriores da oclusão e do movimento mandibular.

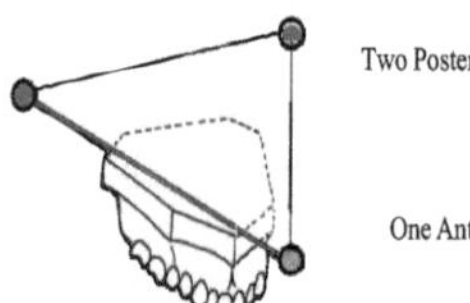

Fig. 90: Um plano espacial é formado por dois pontos posteriores e um ponto anterior.(34)

Quadro 1: Ponto de referência anterior e posterior

Ponto anterior		Ponto posterior		Plano resultante
Ponto infra-orbital (Orbitale)	Porão meato fronteiriço)	(Ponto médio de de externo	auditivo superior	Plano horizontal de Frankfort
Ponto infra-orbital (Orbitale)	Eixo da dobradiça (eixo arbitrário)			Eixo orbital
Nasion-23mm	Eixo da dobradiça (eixo arbitrário)			Eixo orbital
				Eixo orbital
Ala do nariz	Porção superior do tragus (centro do aparelho auditivo externo) meato)			Avião do campista
Ala do nariz	Porção inferior do trago			Plano da prótese

COLOCAÇÃO EM ZERO DO ARTICULADOR (32,35,36)

- Processo de normalização de um articulador para um ponto de partida reproduzível. É necessário especialmente para articuladores semi-ajustáveis.

- Ajuda a colocar o elemento condilar e a cavilha condilar ao mesmo nível, o que serve de ponto de partida para a montagem do arco facial que, de outro modo, conduziria a imprecisões.

- Cada articulador tem o seu valor fixo de zeragem para a inclinação condilar horizontal, a inclinação condilar lateral e a orientação incisal, mas não é importante para todos os articuladores.

- No **Hanau H2**, o pino condilar está no membro superior e o elemento condilar está no membro inferior. Durante os movimentos, a pista condilar muda o seu nível relativamente à cavilha condilar. Esta mudança requer um ajuste cuidadoso ou "zeragem" para assegurar a transferência correta do arco facial. Para o conseguir, é definido um valor específico de orientação condilar de 70 graus, de modo a que a cavilha condilar e o elemento condilar estejam alinhados ao mesmo nível durante o processo de transferência do arco facial.

- No **Whipmix**, tanto o pino condilar como os elementos condilares são a parte da guia condilar que é móvel. A guia condilar deve ser definida no ponto FB de modo a que a cavilha condilar e os elementos condilares fiquem ao mesmo nível para a transferência do arco facial.

- Na **Hanau Wide Vue**, tanto a cavilha condilar como os elementos condilares fazem parte do membro inferior que é fixo. Como resultado, o valor de orientação condilar não afecta o nível durante a transferência do arco facial. Por conseguinte, não é necessário proceder à colocação em zero para alinhar a cavilha condilar e o elemento, uma vez que já estão alinhados desde a conceção.

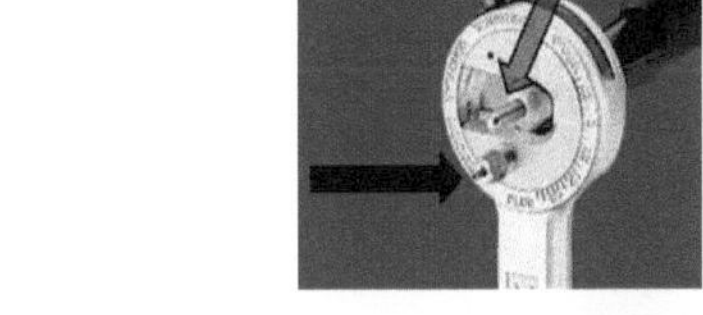

Fig. 91: Hanau H2 com orientação condilar de 0 grau

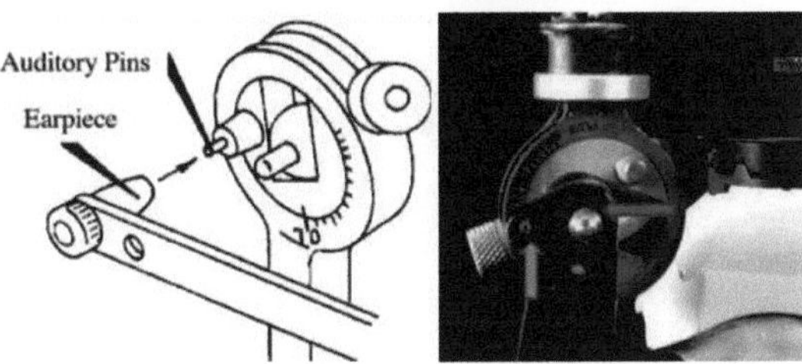

Fig. 92: Hanau H2 com orientação condilar de 70 graus
Fig. 93: Pino condilar Hanau Wide Vue e elemento no membro fixo inferior

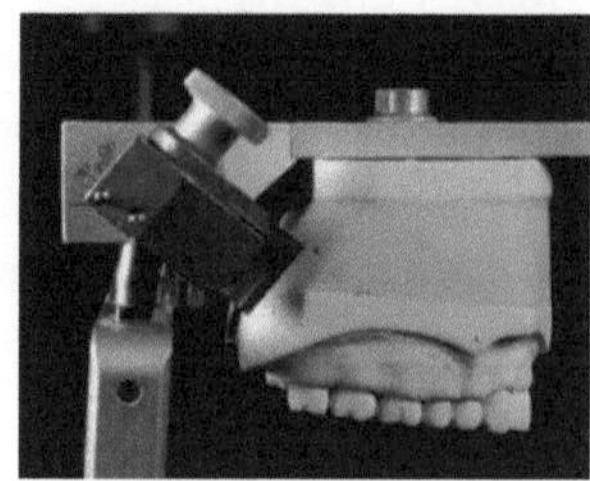

Fig. 94: Whipmix com pino condilar e elemento na orientação condilar superior

1. Articuladores Hanau

Introduzido por Rudolph L Hanau em 1921. Os articuladores mais utilizados são:

- Hanau H2

- Hanau Wide Vue I e II

- Podem ser utilizados quatro arcos faciais diferentes com o articulador Hanau. São eles:
► O eixo ajustável, ou cinemático, arco facial Para prótese fixa
► Facia face-bow
► O auricular facebow/Springbow Para prótese completa

Ponto de referência anterior	Orbitale
Ponto de referência posterior	Canais auditivos externos
Plano transferido	Plano FH

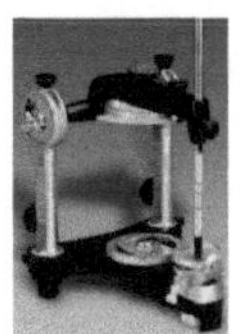

- Non-arcon type articulator
- Acepts all types of facebows
- Horizontal condylar guidance adjusted using protrusive inter-occlusal records
- Bennett angle calculated using Hanau's formula
- Adjustable mechanical incisal guide table in sagittal and frontal planes.

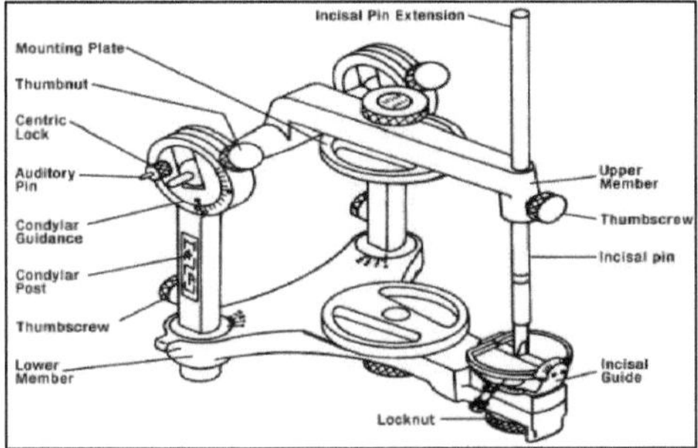

Fig. 95: Hanau H2

Hanau Wide Vue (36)

• O Hanau Wide Vue e o Wide Vue-II são os últimos articuladores de Hanau com uma única diferença: o trato condilar fechado no Wide Vue e aberto no Wide Vue II.

• Ambos aceitam todos os tipos de arcos faciais Hanau, exceto o arco facial de eixo ajustável.

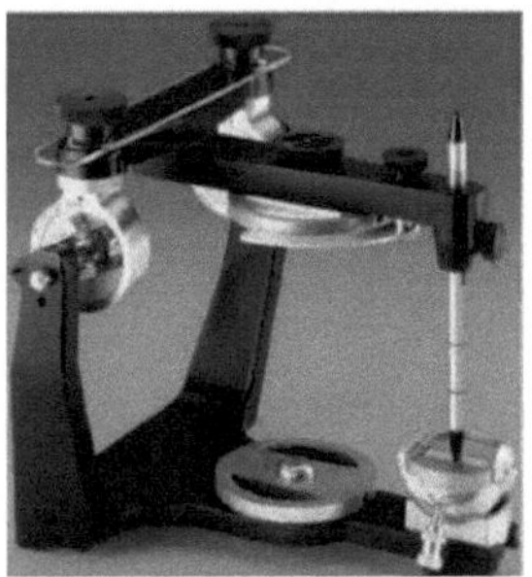

Fig. 96: Vista ampla de Hanau

Highlights

- **Dual-End Incisal Pin**: It has a mid-line groove about one inch from the spherical tip with five additional lines calibrated in millimetres on either side. These lines are used for recording or altering the vertical dimension.
- It features two annular grooves at 37 mm and 54 mm below the Frankfort Horizontal Plane.
  - The 37 mm groove is based on the Bonwil Triangle that results in a horizontal plane of occlusion.
  - The 54 mm groove serve as arbitrary vertical landmarks for aligning the anterior plane during a Facebow transfer.

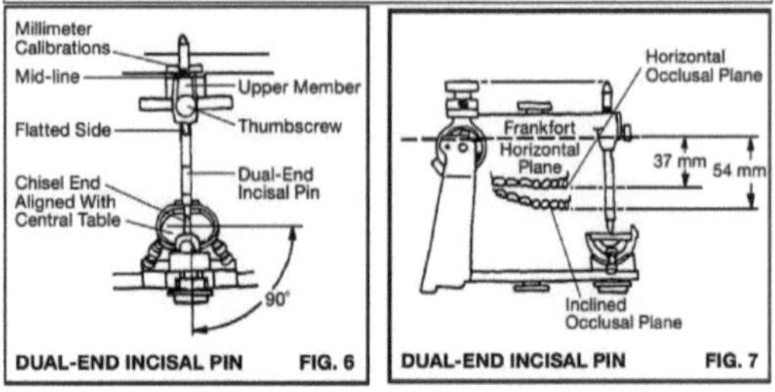

Fig. 97: Pino incisal de extremidade dupla

Quadro 2: Comparação entre diferentes modelos de Hanau

	Hanau H2	Hanau Wide Vue
CONDILAR PROGRESSIVO INCLINAÇÃO	Ajustável a partir de -40 a +80 graus	Ajustável a partir de -20 a +60 graus
CONDILAR LATERAL ORIENTAÇÃO	Ajustável 0-30 graus	Ajustável 0-30 graus
PROTRUSÃO	-	Ajustável 0-6mm
RETRUSÃO	-	Ajustável 0-3mm
DISTÂNCIA INTERCONDILAR	Fixo 110°	Fixo 110°
ZERO	70,0,0	30,30,0

2. ARTICULADOR WHIPMIX (7,11,35,37,38)

- Projetado por Charles Stuart em 1955.

Caraterísticas:

- Este articulador pertence à classe III B
- Este é um instrumento de arco.
- Inclinação horizontal do côndilo ajustada através de registos interoclusais protrusivos e laterais.
- Ângulo de Bennett ajustado utilizando o registo interoclusal lateral.

• As opções de mesa de guia mecânica e incisal são fornecidas com o articulador

Modelos de Articulador Whipmix disponíveis:

• Modelos 8500, 8800, 9000, 9800, 8300, 8340

• Articuladores da série 2000 - Modelo - #2240, #2340

• Articuladores da série 3000 - Modelo - #3040, #3140

• Articuladores da Série 4000 - Modelo - #4640, #4641

Arcos faciais que podem ser utilizados com este articulador:

a) QuickMount ou arco facial do auscultador (normalmente utilizado para CD)

b) Eixo ajustável ou arco facial cinemático (normalmente utilizado para FDP)

Ponto de referência anterior	Ponta do nariz/Násio
Ponto de referência posterior	Em auricular facebow: Canais auditivos externos Em Kinematic facebow: Eixo de articulação verdadeiro
Plano transferido	Plano Eixo-Orbital

O Whip Mix Modelo 8800 - Articulador fornece um espaço adicional de ½ polegada para montar o molde maxilar. Isto é mais adequado em situações com um plano de oclusão extremamente inclinado ou quando existe um defeito ósseo no maxilar.

O Whip Mix Modelo 9000 - É semelhante ao modelo 8500, exceto que a estrutura inferior é mais alta para proporcionar mais espaço para a montagem do molde mandibular. É preferido principalmente para próteses completas.

O Whipmix Modelo 9800 - Combina a estrutura superior do modelo 8800 com a estrutura inferior do modelo 9000 para proporcionar a maior distância entre as estruturas superior e inferior.

A Whipmix Modelo 8300

• Guias condilares - paredes superiores curvas de ¾ de polegada

• Ajuste imediato da deslocação lateral -0 a 4 mm

• Ângulo progressivo - 6 graus.

• Tem os parafusos de bloqueio do côndilo, uma cavilha de guia de centragem e os elementos do côndilo estão fixados a 110 mm.

• O articulador pode ser programado por:

► Registos posicionais ou valores médios

► Gravador Quick-Set ou Gravador True Axis

O Whipmix Modelo 8340 - É uma versão modificada do articulador modelo 8300 que permite a intercambialidade de moldes entre articuladores.

O Whip Mix Modelo 8500

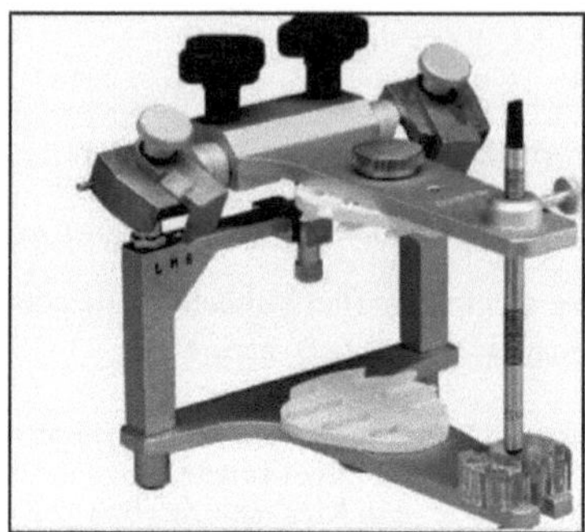

Fig. 98: Whipmix 8500

A série Whipmix Modelo 2000

* Um desenho de fossa aberta.

* Intercambiável na série 2000

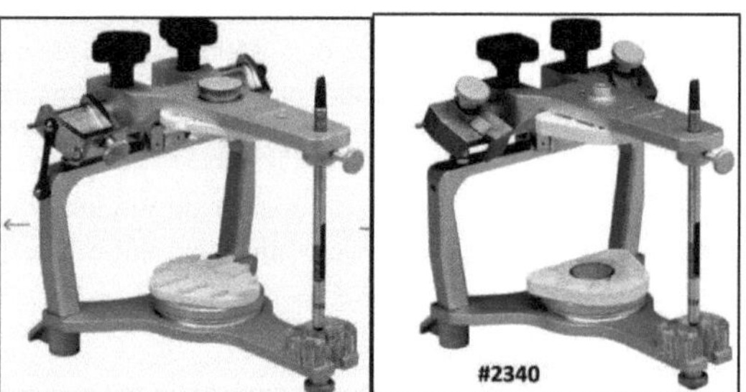

Fig. 99: Whipmix 2000

A Whipmix Modelo 3000 series

• Intercambiável na série 3000.

• SÉRIE #3000

• #3040- Uma fossa de rastreio fechada

• #3140 -Fossa de rastreio modificada

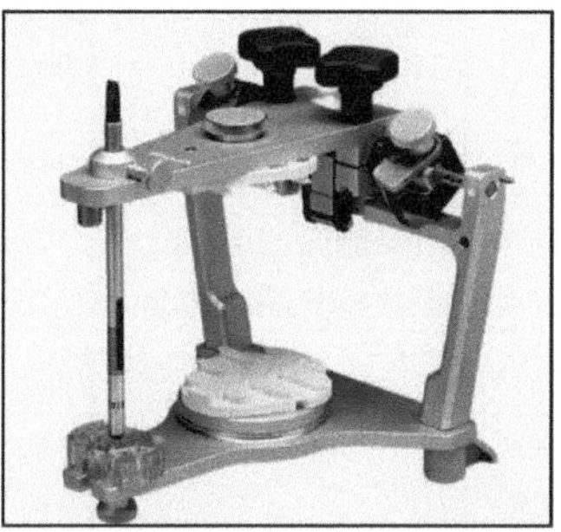

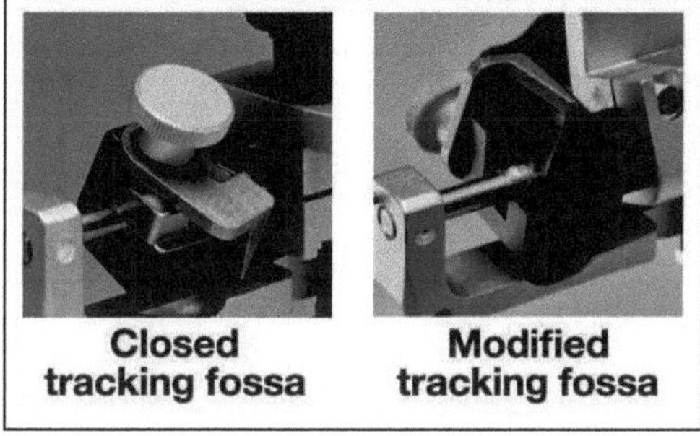

Fig. 100: Whipmix 3000 O Whipmix Modelo Série 4000

• Intercambiável na série 4000

• #4640: fossa de rastreio fechada

• #4641: Fossa de rastreio modificada

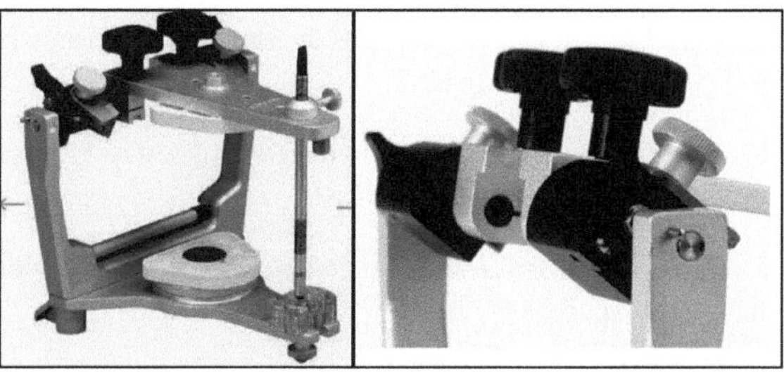

Fig. 101: Whipmix 4000

Quadro 3: Comparação entre diferentes modelos de Whipmix

	Modelo 2240	Modelo 2340	Modelo 3000	Modelo 4000	Modelo 8500
Protrusivo Inclinação condilar	Ajustável 0-70 com posição FB	Ajustável 0-70 com posição FB	Ajustável 0-70	Ajustável 0-70	Ajustável 0-70
Largura intercondilar	Fixo 110mm	Fixo 110mm	Fixo 110mm	Fixo 110mm	Ajustável- 96 mm, 110 mm, 124 mm
Progressivo deslocação lateral	Fixo 7 ½ graus	Ajustável 0-30	Ajustável 0-25	Ajustável 0-25	Ajustável 0-45
Imediato Deslocação lateral	0-3mm	fixo	Fixo 0 graus	Fixo 0 graus	fixo
Fossa	Fossa curva de ¾ de polegada/ Aberta	Fossa reta/Aberta	Fechado (3040) Modificado (3140)	Fechado (4640) Modificado (4641)	Reto/Aberto
Elásticos	Bilateral elásticos	Sem elásticos	Bilateral elásticos	Bloqueio mecanismo	Sem elásticos
Zeragem	FB,0,0	FB,0,0	Não	Não	Não

3. ARTICULADORES BIOARTESANAIS (39,40,41,48,49)

• Os seus designs inovadores permitem uma ampla visibilidade dos moldes de gesso de todos os ângulos, adaptando-se a diferentes posições de trabalho, como a inclinação de 45 graus e a abertura de 180 graus entre os quadros.

• Possuem um sistema de fixação por placa de montagem magnética, eliminando os parafusos para um processo mais rápido.

• Os articuladores semi-ajustáveis BIO-ART são do tipo Arcon (modelos 4000-S, A7 Plus e A7 Fix) e do tipo Não-Arcon, modelo EVA.

Modelos de arco facial Bio-Art:

• Padrão (4000S) Tipo de auricular

• Elite

Ponto de referência anterior	Nasion-23 e Orbitale
Ponto de referência posterior	Meato auditivo externo
Avião transferido	Plano Eixo-Orbital

BIOART A7PLUS

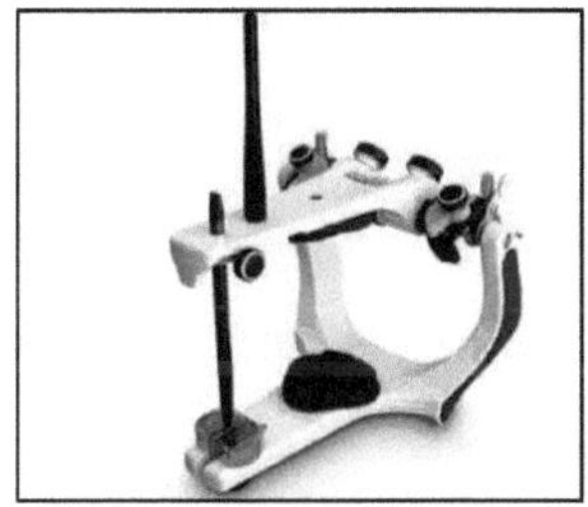

Fig. 102: Bioart A7 Plus

CARACTERÍSTICAS

- A7 Plus é o articulador semi-ajustável do tipo Arcon

- Distância intercondilar fixa (110 mm)

- Tem uma grande visibilidade

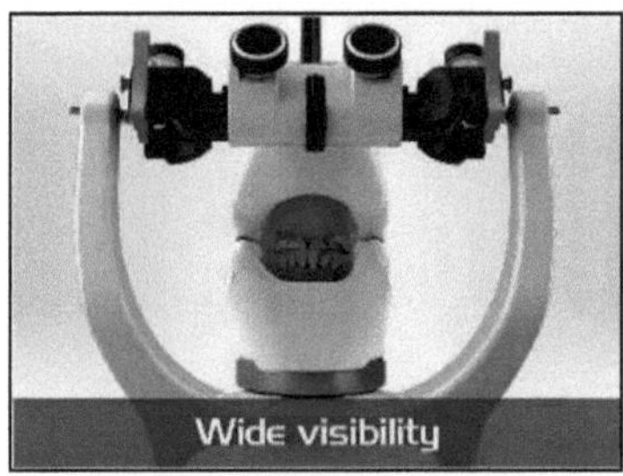

- Tem uma função de fecho centralizado

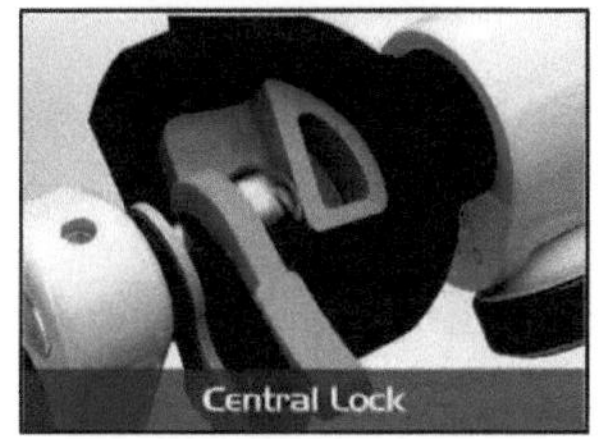

- Tem uma orientação condilar curva

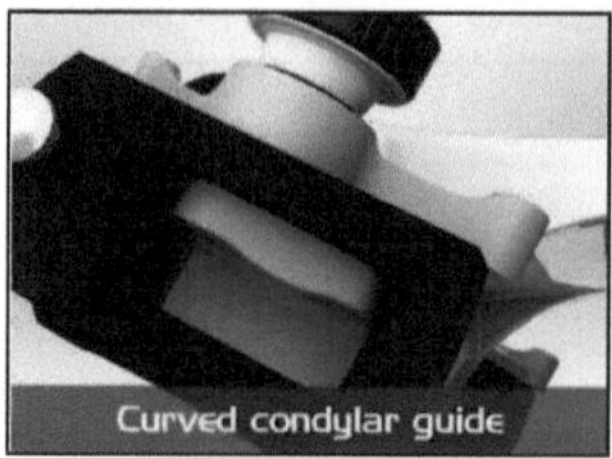

- Ajuste do ângulo condilar de 0-60 graus
- Ajuste do ângulo Bennet de 0-15 graus

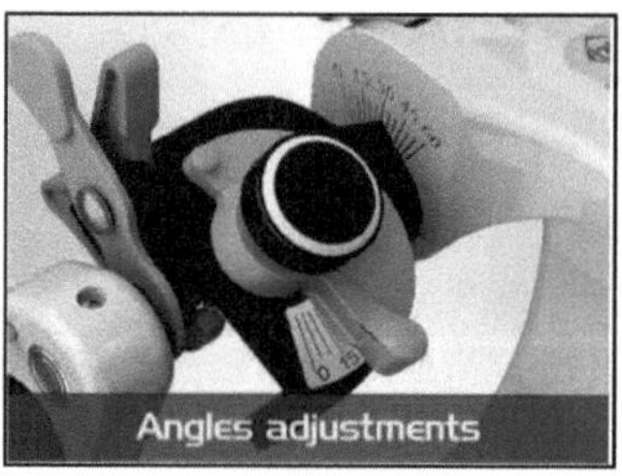

- Sistema estabilizador de movimento com junta de silicone

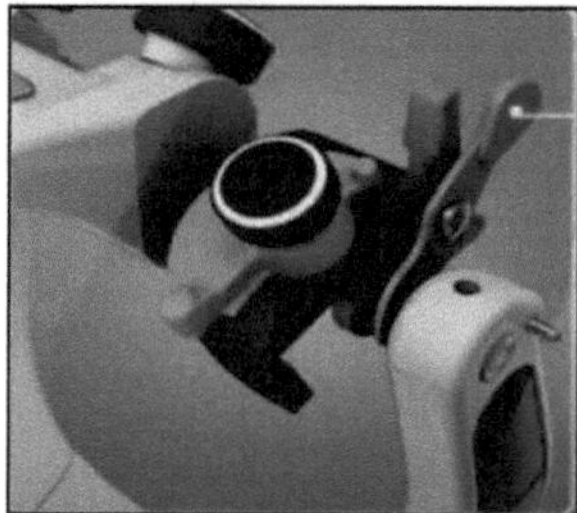

BIOART A7 FIX

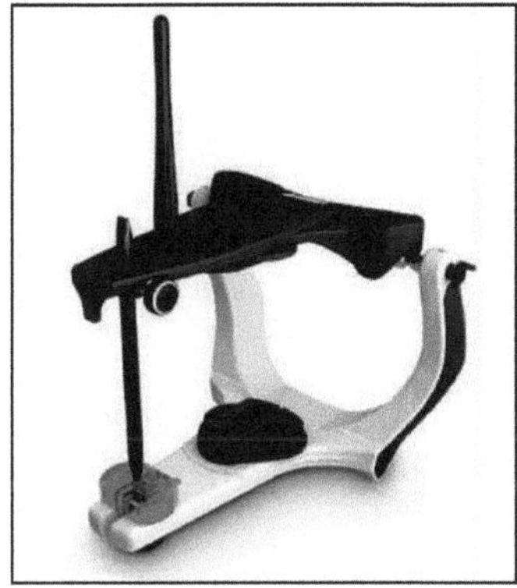

Fig. 103: Bioart A7 Fix

- O articulador é regulado em medidas padrão médias, permitindo um trabalho mais prático e rápido.

• Tem uma caraterística única de guia condilar magnético (disco magnético incorporado) que proporciona estabilidade durante o movimento de articulação, eliminando a necessidade de molas e elásticos.

Caraterísticas:
• O A7 Fix é um articulador semi-ajustável do tipo Arcon

• Distância intercondilar -Fixa 110 mm.

• A sua orientação condilar é fixada em média a 30 graus

• O seu ângulo Bennet é fixado em média em 15 graus

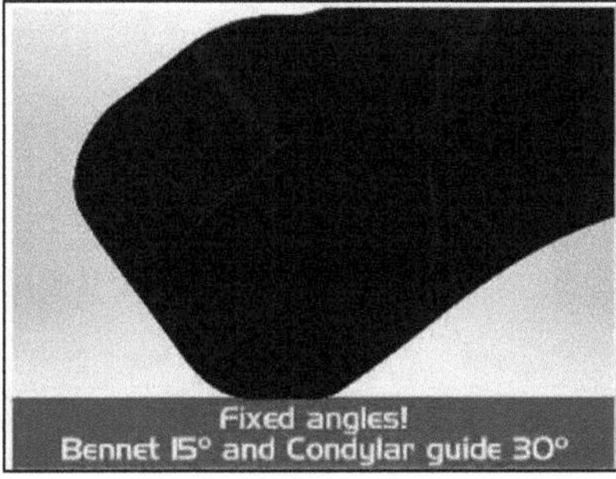

• Tem uma orientação condilar curvada

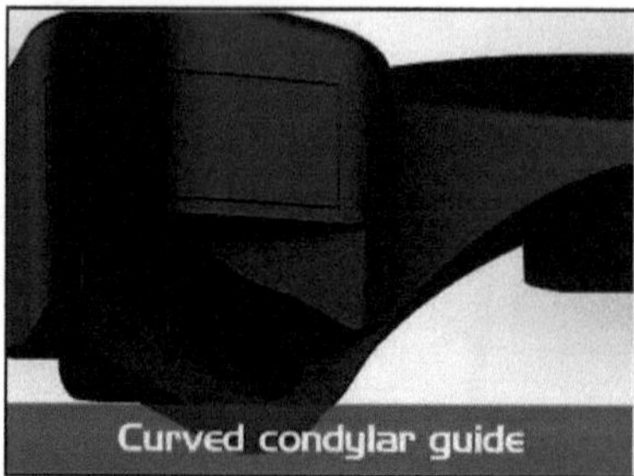

• Tem uma função de fecho centralizado

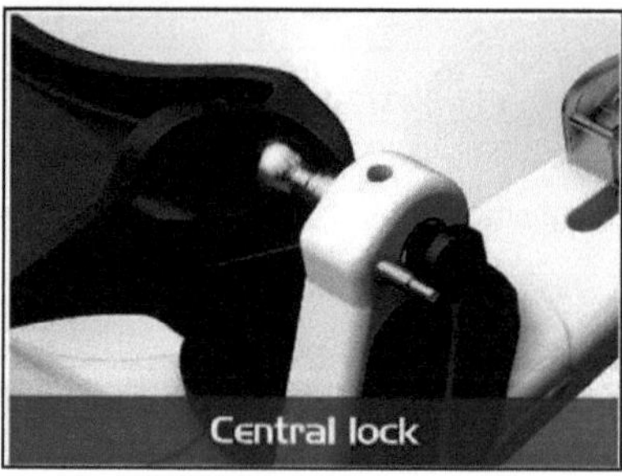

• Possui um sistema estabilizador de movimento com íman (magnético)

BIOART 4000S

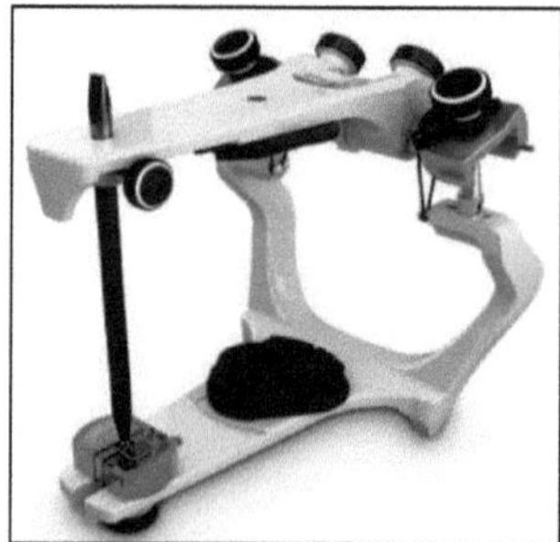

Fig. 104: Bioart 4000 S

• Modelo mais tradicional dos articuladores semi-ajustáveis com ajuste da distância intercondilar através do fuso expansor micrométrico.

Caraterísticas:

• Guia condilar curva semi-ajustável, tipo Arcon

• Distância intercondilar ajustável em P, M e G através do fuso do expansor

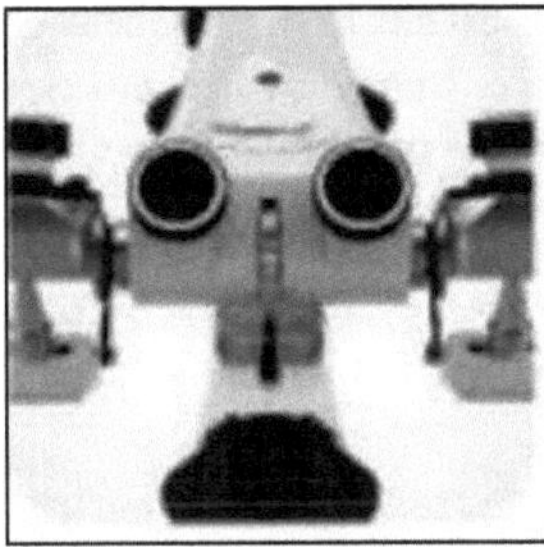

• Ajuste da orientação condilar 0-60 graus

• Ajuste do ângulo de Bennet 0-15 graus

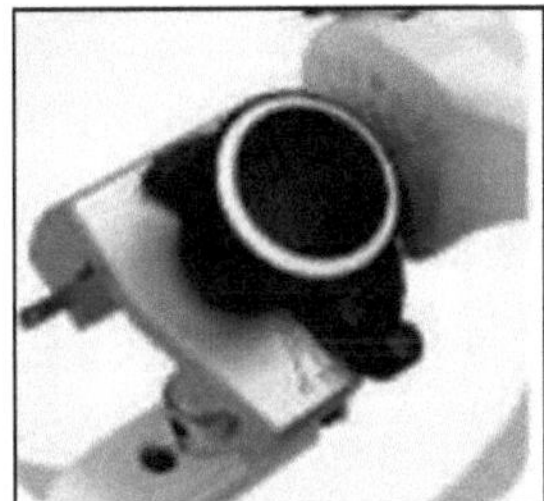

• Sistema de estabilização do O-ring

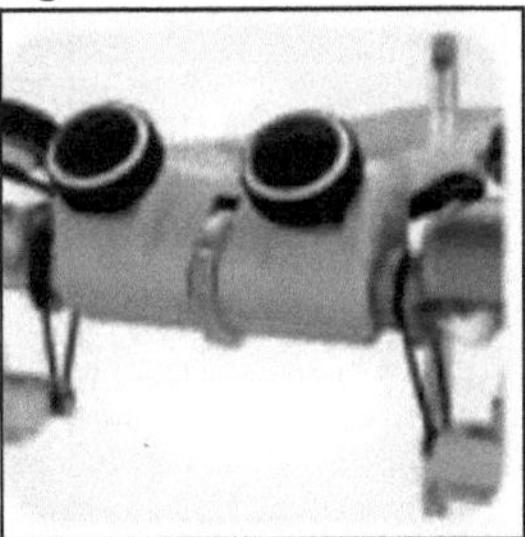

BIOART A7 Plus E

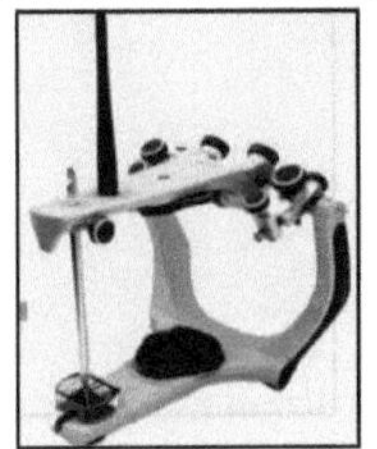

Fig. 105: Bioart A7 Plus E

• Este articulador é semelhante ao modelo A7 Plus, mas inclui uma caraterística especializada que permite ajustes precisos da protrusão da mandíbula até 5 mm.

• O botão de protrusão, juntamente com o seu bloqueio correspondente, é utilizado para alterar a posição das guias condilares em relação aos seus elementos condilares. Este ajuste é crucial para obter uma definição exacta da protrusão mandibular.

Caraterísticas:

• Semi-ajustável/ Arconte

• Guia condilar: Ajustável de 0-60 graus

• Orientação condilar plana

• Ângulo de Bennet - Ajustável de 0-15 graus

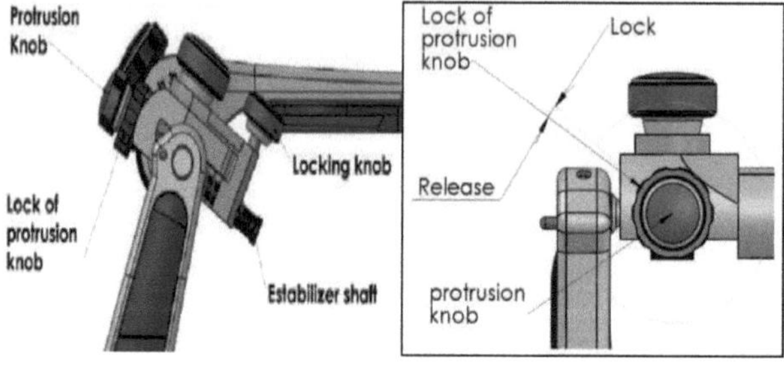

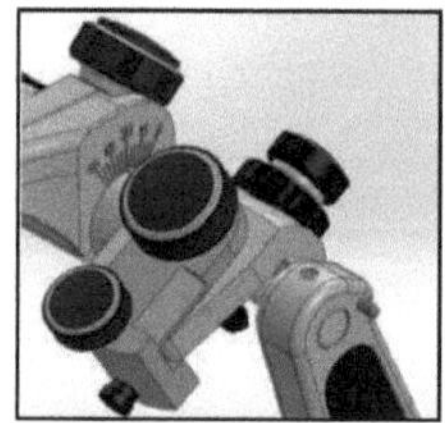

• Tem uma distância intercondilar fixa de 110 mm

• Tem uma função de fecho centralizado

• Sistema de estabilização - adicionado ao sistema de regulação da saliência

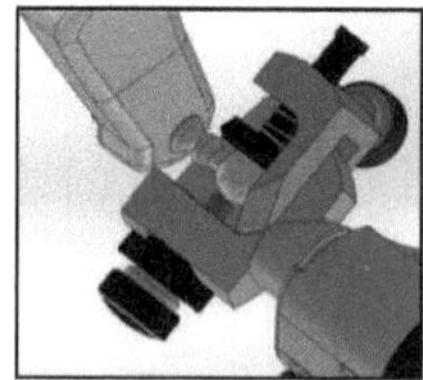

• Regulação da saliência - sim (regulação em milímetros)

Quadro 4: Comparação entre diferentes modelos de Bioart

Model / Feature	4000-S	A7 Fix	A7 Plus	A7 Plus-E
Classification	Arcon	Arcon	Arcon	Arcon
Condylar Guide	Adjustable / Curve	Fixed / Curve at 30°	Adjustable / Curve	Adjustable / Flat
Bennett Angle	Adjustable	Fixed at 15°	Adjustable	Adjustable
Intercondylar Distance	Adjustable	Fixed at 110 mm	Fixed at 110 mm	Fixed at 110 mm
Central Lock	No	Yes	Yes	Yes
Stabilization System	Rubber Connection	Magnetic	Rubber Connection	Added to the Protrusion Adjustment System
Immediate Side Shift	No	No	No	No
Protrusion Adjustment	No	No	No	Yes (millimeter adjustment)

4. ARTICULADOR ARTEX (42,43,44)

- O sistema de alto desempenho, preciso e transferível para simular o movimento dos maxilares.

Caraterísticas:

❖ Todos os articuladores podem ser ajustados para uma construção idêntica utilizando uma chave Splitex e

o conjunto de placas Splitex. Isto simplifica a transferência de modelos entre o consultório e o laboratório e aumenta a relação custo-eficácia do articulador individual.

❖ A Artex tem modelos diferentes para projectos Arcon e Non arcon.

❖ Desenhos Arcon: Artex CR (totalmente ajustável), Artex CPR (semi-ajustável)

❖ Designs não Arcon: Artex CT, Artex CN, Artex BN (semi-ajustável)

ARTEX Facebow: É um tipo de auricular de facebow.

Ponto de referência anterior	Nasion
Ponto de referência posterior	Canais auditivos externos
Avião transferido	Plano Eixo-Orbital

ARTEX CPR

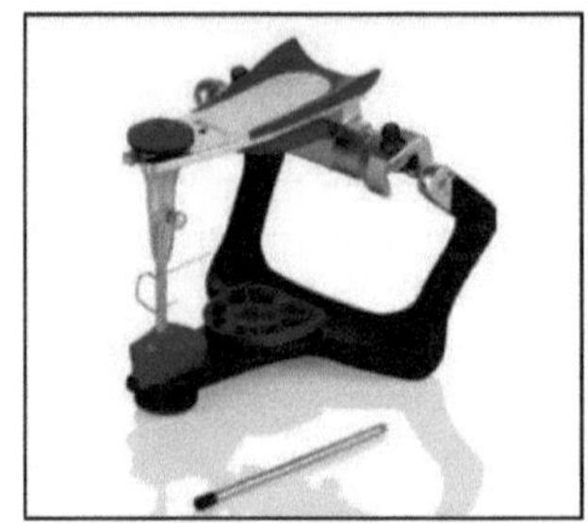

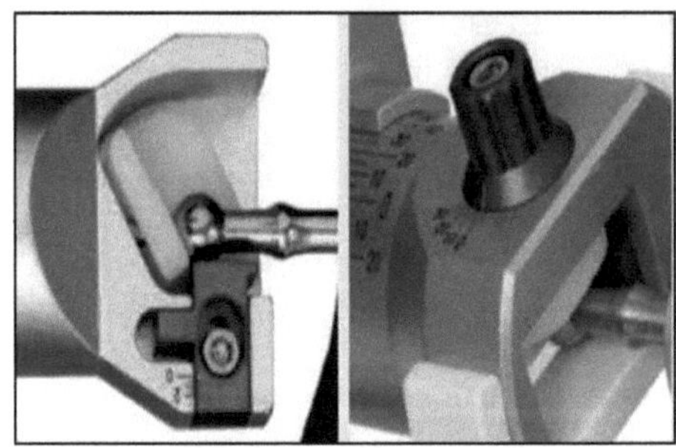

Fig. 106: Artex CPR

ARTEX CT

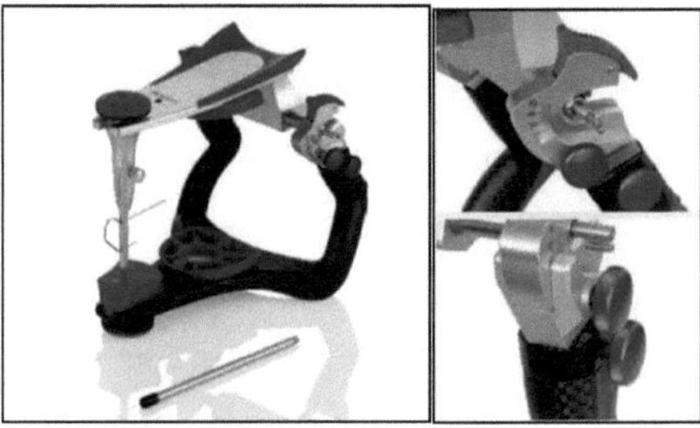

Fig. 107: Artex CT

ARTEX CN

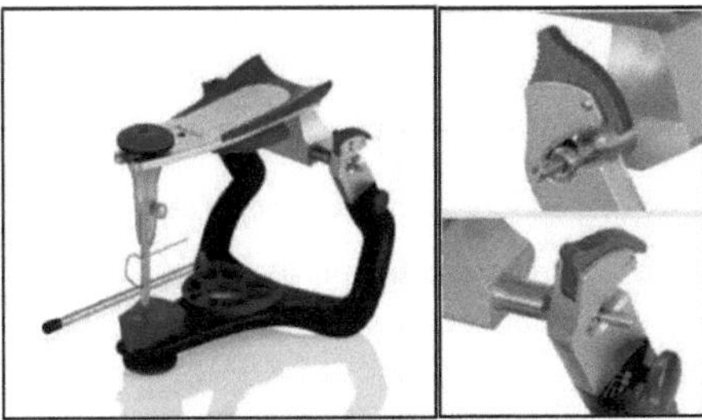

Fig. 108: Artex CN

ARTEX BN

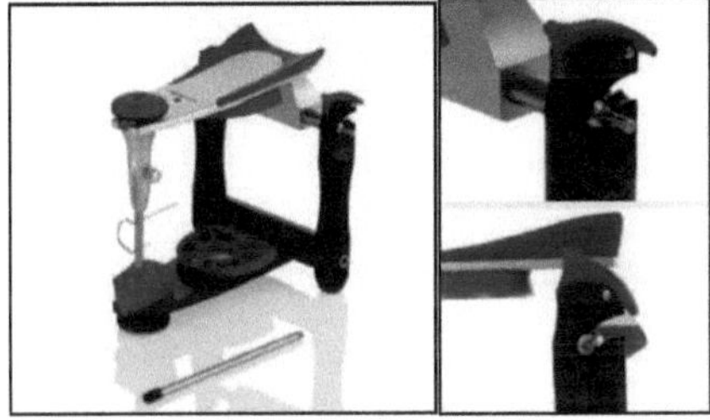

Fig. 109: Artex BN

Quadro 5: Comparação entre diferentes modelos de Artex

	ARTEX CPR	ARTEX CT	ARTEX CN	ARTEX BN
CLASSIFICAÇÃO	Arconte	Não-Arcon	Não-Arcon	Não-Arcon
CONDILAR PROGRESSIVO INCLINAÇÃO	Ajustável a partir de -20 a +60 °	Ajustável -15 a 60 °	Fixo 35°	Fixo 35°
CONDILAR LATERAL ORIENTAÇÃO	Ajustável -5 a+30 °	Ajustável 0-20 °	Ajustável 0-20°	Fixo 15°
PROTRUSÃO	-	-	-	-
RETRUSÃO	0-2mm	-	-	-
INTERCONDILAR DISTÂNCIA	Fixo 110°	Fixo 110°	Fixo 110°	Fixo 110°
DISTRACÇÃO AUTORIZAÇÃO DE SAÍDA	0-3mm	-	-	-
ESTABILIZAÇÃO MECANISMO	Clipe Arcon	Centrado no clique fechadura	Centrado no clique fechadura	Centrado no clique fechadura

60

6. ARTICULADOR STRATOS (45)

A série Stratos inclui três articuladores distintos que se destinam a várias aplicações dentárias.

1. Stratos 100 (Articulador de valor médio):

• Concebida para um ajuste cómodo e preciso dos dentes em próteses dentárias amovíveis.

• Ideal para utilizadores que procuram um articulador com valores médios, proporcionando facilidade de utilização para esta aplicação específica.

2. Stratos 200 (Articulador semi-ajustável):

• Um articulador semi-ajustável adequado para uma vasta gama de aplicações em próteses dentárias fixas e amovíveis.

• Oferece versatilidade nos procedimentos dentários, respondendo às necessidades dos profissionais que trabalham com diferentes tipos de próteses.

3. Stratos 300 (Articulador individual):

• Adaptado como um articulador individual, especificamente para simulações funcionais.

• Orientado para aplicações avançadas, incluindo técnicas de coroas e pontes de alta qualidade, bem como próteses sobre implantes.

Quadro 6: Comparação entre diferentes modelos de Stratos

		Stratos 100	Stratos 200	Stratos 300
Condylar path curvature		Radius 12.5	Radius 12.5	Radius 12.5
Protrusive movement		30°, fixed	30°, [15°, 20°, 25°, 35°, 40°, 45°, 60°]*	0 – 60°, adjustable
Bennett movement		15° / 30°, fixed	15° / 30°, fixed	0 – 30°, adjustable
Retrusive movement		35°	35°	35° / 0 – 2 mm, adjustable
Side-shift setting		–	0 – 1.5 mm, adjustable	0 – 1.5 mm, adjustable
Protrusive centric shift		0 – 4 mm, adjustable	0 – 4 mm, adjustable	0 – 4 mm, adjustable

Facebow:

UTS 3D - Sistema universal de arco de transferência

• O arco de transferência UTS 3D é ajustável de acordo com o plano horizontal de Frankfort (FH) ou o plano de Campers (CP)

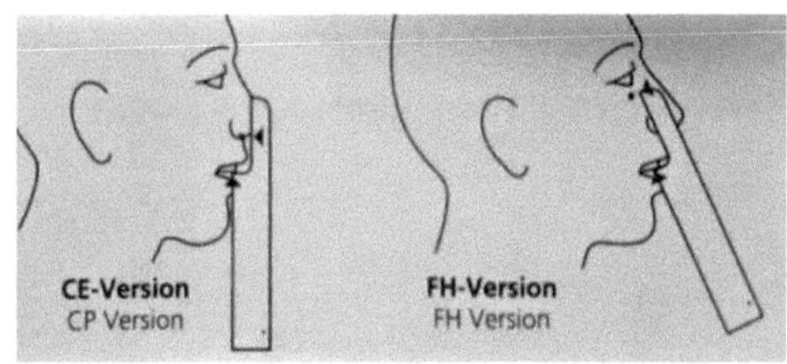

Ponto de referência anterior	Orbitale, Ala do nariz
Ponto de referência posterior	12 mm antes do bordo posterior do trago, 5 mm abaixo do plano FH
Avião transferido	Avião FH, Avião Campers

STRATOS 200

O ARTICULADOR SEMI-AJUSTÁVEL

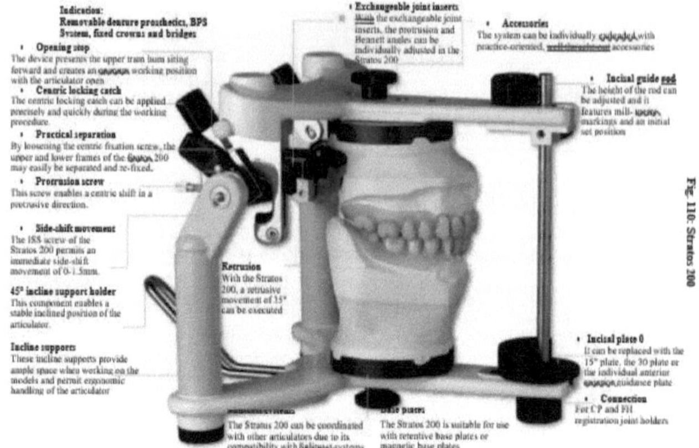

Destaques

Insertos de articulação permutáveis Fecho de bloqueio centralizado

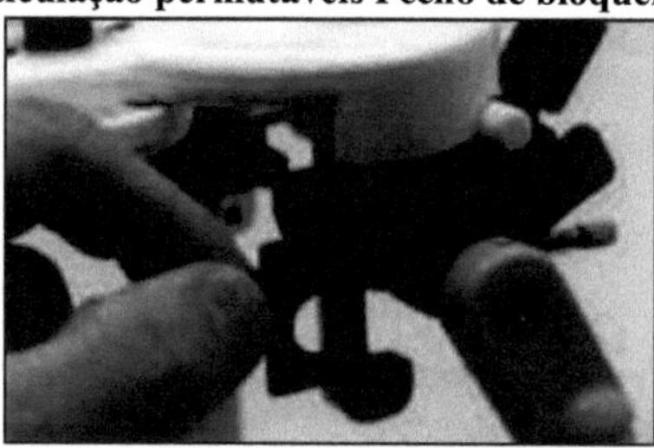

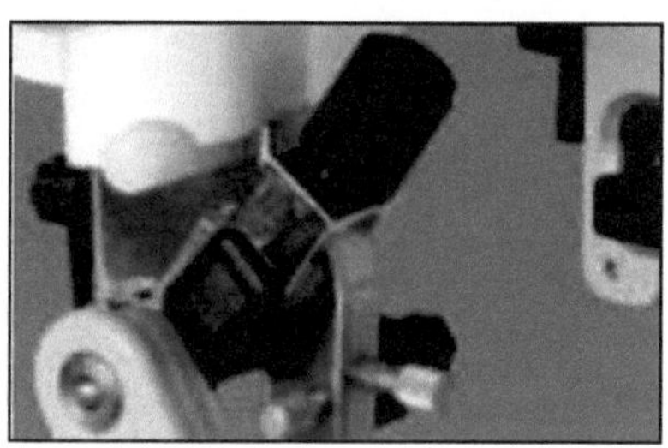

Parafuso de saliência Regulação da deslocação lateral

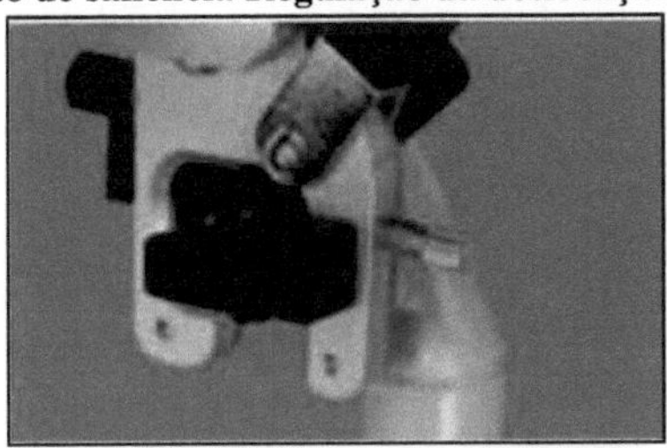

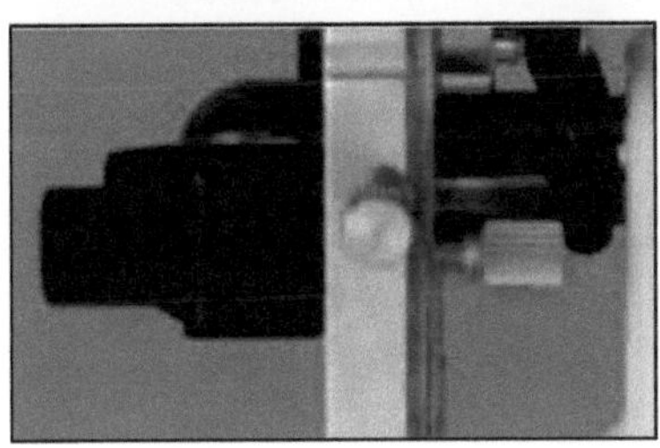

Tabela 7. Comparação entre diferentes articuladores semi-ajustáveis

	Hanau Vista panorâmica	Whipmix 2240	Artex CPR	Bioart A7 Plus	Stratos 200
Ponto de referência anterior	Orbitale ou Plano Incisal	Ponta do nariz/Násio	Nasion	Ponta do nariz/násio	Orbitale, Ala do nariz
Ponto de referência posterior	Canais auditivos externos	Canais auditivos externos	Canais auditivos externos	Canais auditivos externos	12 mm antes do bordo posterior do trago, 5 mm abaixo do plano FH
Avião	Plano Eixo-Orbital	Plano Eixo-Orbital	Plano Eixo-Orbital	Plano Eixo-Orbital	Avião FH, Avião Campers
Distância intercondilar	Fixo a 110°	Fixo a 110°		Fixo a 110°	Fixo a 108 mm
Orientação protrusiva do côndilo	Ajustável de -20 a +60°	Ajustável de 0-70° com posição FB	Ajustável -20° a +60°	Ajustável 0°-60°	Ajustável -35°a +60°
Orientação lateral do côndilo	Ajustável 0-30°	Fixo 71/2 °	Ajustável -5°a +30°	Ajustável 0-15°	Fixo 15° e 30°
Estabilização Sistema	Nenhum	Elásticos bilaterais	Clipe Arcon	Elásticos bilaterais	Fecho centralizado
Deslocação lateral imediata	Não	0-3mm	Não	Não	0-1,5 mm

Deslocação lateral progressiva	Não	Fixo 7 ½ graus	Não	Não	Não
Ajuste da saliência	0-6mm	Não	0-3mm	Não	0-4mm
Ajuste da retrusão	0-3mm	Não	0-2mm	Não	Não
Fossa Design	Fossa reta	Fossa curva de ¾ de polegada (19 mm)	Fossa reta	Fossa curva	Fossa reta

Limitação dos articuladores semi-ajustáveis (46)

O articulador semi-ajustável, embora útil para simular os movimentos da mandíbula, tem restrições inerentes que limitam a sua capacidade de replicar totalmente as complexidades da articulação temporomandibular (ATM). Estas limitações afectam aspectos críticos do desenho oclusal, incluindo o alinhamento das cristas e sulcos, o que tem impacto na precisão do contacto dentário durante a função. Estas limitações são:

1. Forma e angulação da eminência articular

Limitações: A parede superior da fossa mandibular no articulador semi-ajustável é reta, ao contrário do que acontece na ATM. Como resultado, apenas os pontos de início e fim do movimento mandibular são capturados e o caminho real percorrido pelo côndilo na ATM não é representado com exatidão. Por conseguinte, ao moldar as superfícies oclusais dos dentes posteriores, existe o risco de criar contactos prematuros durante os movimentos de excursão.

Compensação: A personalização da orientação anterior durante a utilização de coroas provisórias e a transferência deste ajuste para a mesa incisal no articulador ajuda a minimizar a probabilidade de os dentes posteriores entrarem em contacto uns com os outros durante os movimentos mandibulares laterais. Esta personalização ajuda a definir a altura correta da cúspide e a profundidade da fossa.

• Registo da distância intercondilar
Limitações: A AAS acomoda apenas três distâncias intercondilares (pequena, média e grande), enquanto os pacientes muitas vezes têm uma gama mais ampla. Em termos de determinantes da morfologia oclusal, este fator influencia o alinhamento das cristas e sulcos nos dentes posteriores, bem como a forma da cavidade palatina nos dentes anteriores. Se não for corretamente considerado, pode levar a interferências oclusais.

Compensação: Medição precisa da distância intercondilar do doente e personalização da orientação anterior

• Deslocação lateral imediata
Limitação: Deslocamento lateral imediato. Quando presente, pode afetar a altura da cúspide e a profundidade da fossa.

Compensação: Personalização da orientação anterior. Para próteses com superfícies oclusais metálicas, pode ser efectuado um jato de areia de óxido de alumínio antes da cimentação provisória. Este processo ajuda a detetar interferências oclusais, que aparecerão como pontos brilhantes na superfície. Estas manchas têm de ser removidas para garantir um ajuste exato antes da cimentação final da prótese.

- **Posição do eixo de rotação mandibular**
- **Limitação:** O eixo de rotação transmitido ao Articulador Semi-Ajustável (SAA) através do arco facial não está alinhado com o eixo de rotação condilar real. Consequentemente, podem ocorrer variações nas trajectórias de abertura e fecho entre o articulador e a mandíbula, o que pode afetar o posicionamento exato das cúspides e dos dentes posteriores nas próteses.

- **Compensação:** Para resolver este problema, podem ser utilizados registos interoclusais na dimensão vertical da oclusão para a montagem de moldes dentários, ou podem ser utilizados registos oclusais com uma espessura mínima para moldes montados em relação cêntrica.

CAPÍTULO- 4

ARTICULADORES TOTALMENTE AJUSTÁVEIS

Caraterísticas:

• Aceita transferência de arco facial

• Aceita registos cêntricos, protrusivos e laterais.

• Dispõe de uma disposição de distância intercondilar ajustável.

1. ARTEX CR (44)

Articulador em carbono artex totalmente ajustável que oferece as seguintes funções:

• Orientação condilar - Ajustável de -20 a +60 graus.

• Deslocação lateral imediata - Ajustável de 0 a 1,5 mm

• Protrusão -Ajustável de 0-6mm

• Retrusão - Ajustável de 0-2 mm

• Libertação por distração de articulações mandibulares comprimidas de 0-3 mm

• Ângulo de Bennett - Ajustável de -5 a +30 graus.

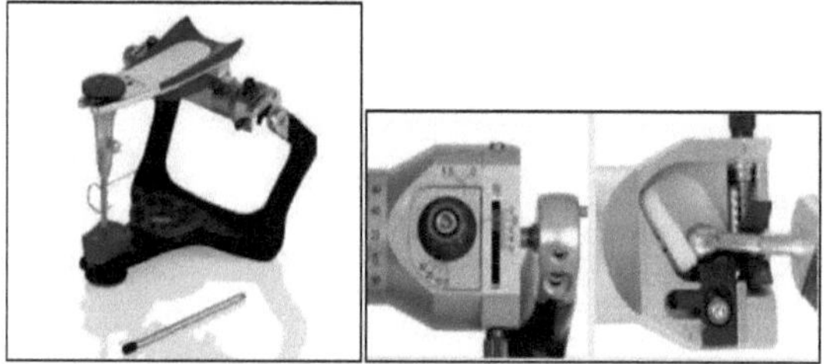

Fig. 111: Artex CR

2) STRATOS 300 (45)

O ARTICULADOR INDIVIDUAL

O Stratos 300 é um articulador totalmente ajustável com opções de configuração individuais, que representa uma simulação exacta para casos de reabilitação protética de próteses fixas e removíveis.

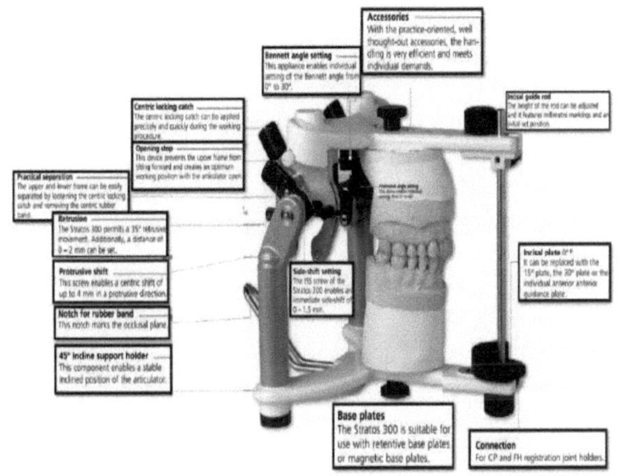

Destaques

Regulação do ângulo Bennett Fecho de bloqueio centralizado

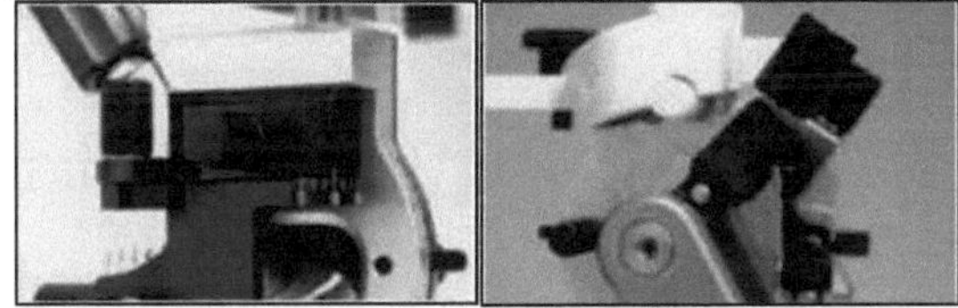

Deslocação saliente Batente de abertura de 120

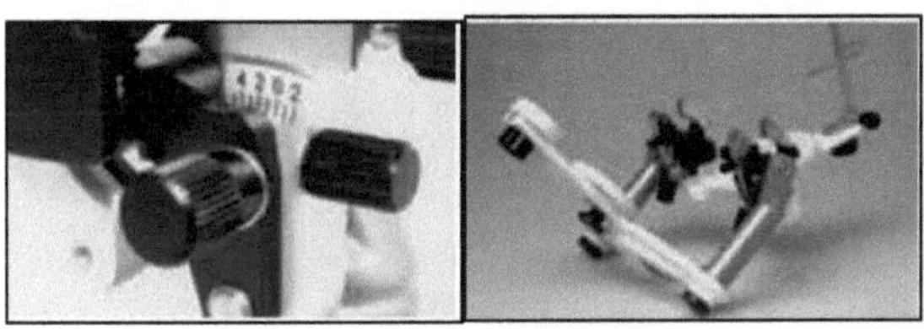

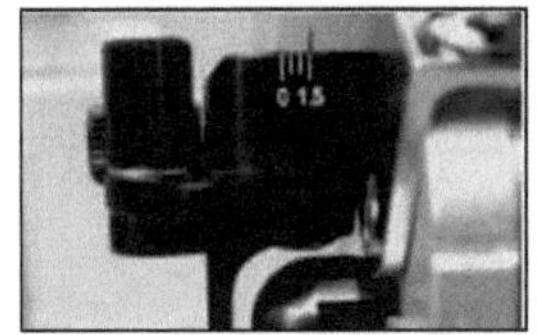

This position permits the simulation of jaw movements.
If the rubber bands (4.2) are removed, the two frames can be separated.

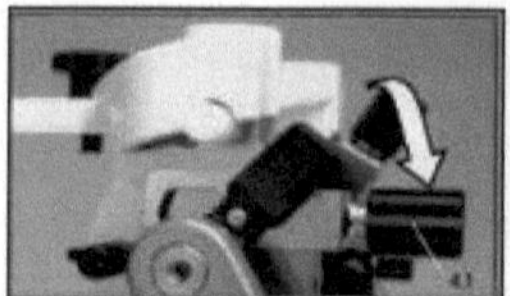

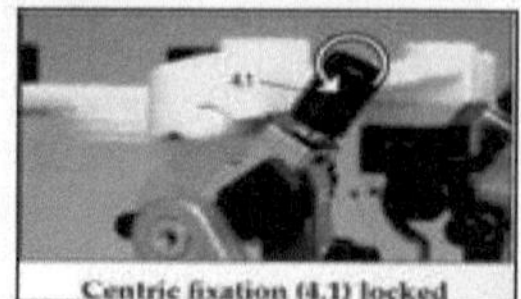

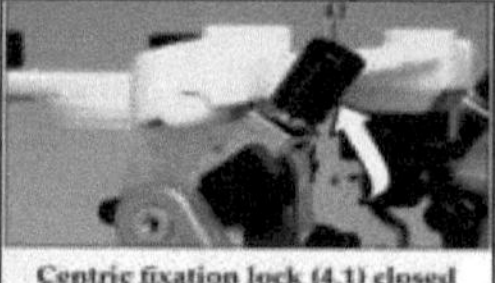

Centric fixation lock (4.1) closed

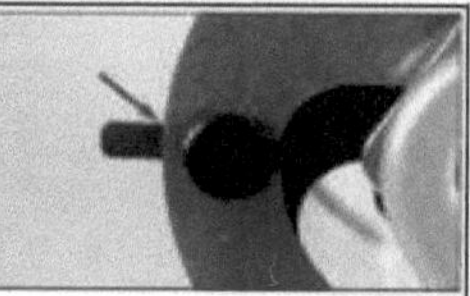

Centric fixation (4.1) locked

Protrusion

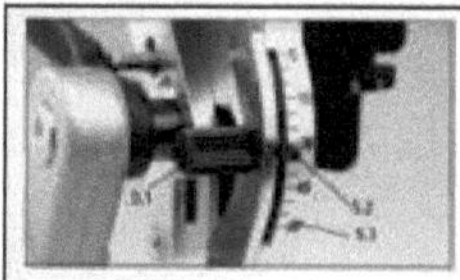

Protrusion angle:
By loosening the P knurled screw (5.1), the protrusion angle may be adjusted and fixed with the P angle indicator (5.2).

The set protrusion angle can be read off at the top edge of the P angle indicator (5.2).

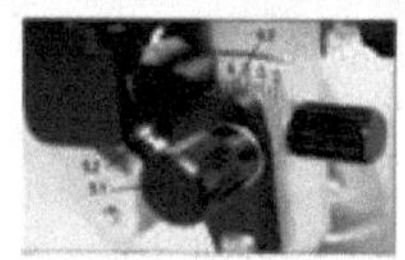

Loosen the screw for the PR stop (9.1) and move the PR stop (9.2) into the desired position on the PR scale (9.0). By fastening the screw for the PR stop (9.1), the position can be fixed.

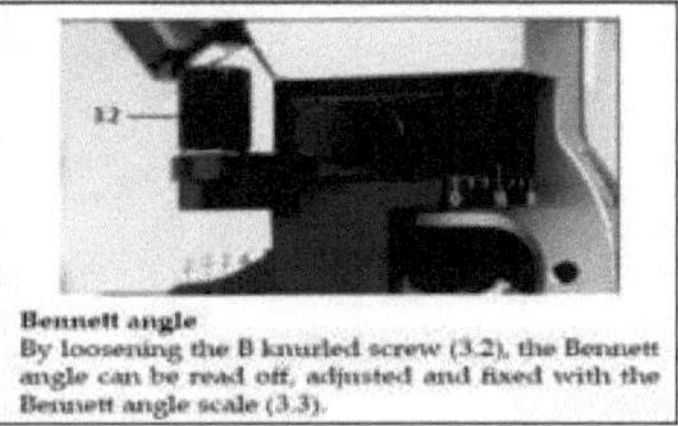

Bennett angle
By loosening the B knurled screw (3.2), the Bennett angle can be read off, adjusted and fixed with the Bennett angle scale (3.3).

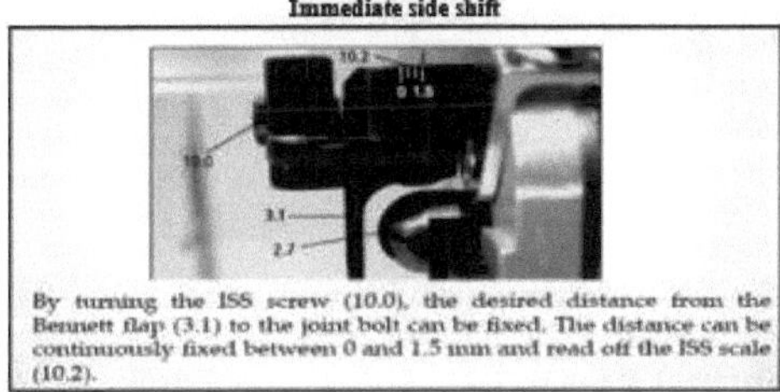

By turning the ISS screw (10.0), the desired distance from the Bennett flap (3.1) to the joint bolt can be fixed. The distance can be continuously fixed between 0 and 1.5 mm and read off the ISS scale (10.2).

Retrusion
* Adjustable from 0 to 2 mm using the retrusion screw (12.0) and can be read from the PR scale (9.0).

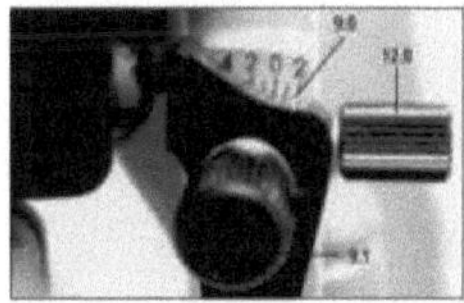

3. ARTICULADOR DENAR D5A (7,46)

Este articulador pode reproduzir com precisão todos os movimentos ou posições da mandíbula registados através de várias técnicas, tais como os métodos de mordida de controlo ou de mastigação, e métodos mais avançados como o pantógrafo. A sua precisão na reprodução dos movimentos mandibulares de um paciente depende principalmente da exatidão dos registos utilizados para o ajuste.

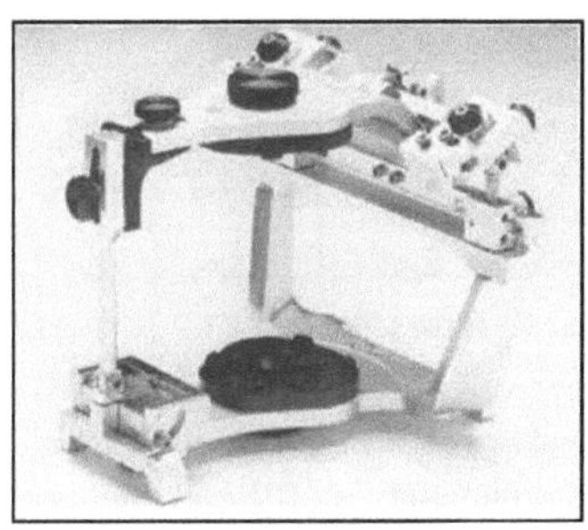

Fig. 113: Denar D5A

PEÇAS

1) Fecho Centric

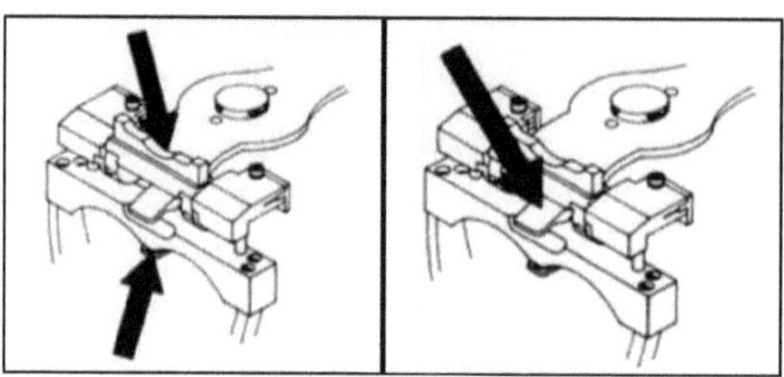

Para desbloquear: Colocar o polegar na ranhura. Com o dedo indicador, empurre para cima o trinco de libertação

Para bloquear: Empurrar a alavanca do trinco para baixo com o polegar.

2) Áreas de Controlo Anterior e Posterior
Estas devem ser consideradas antes do fabrico da oclusão:

a) **As Áreas de Controlo Posteriores:** São os Controlos Condilares do articulador

Ajustamentos
I. Regulação do eixo vertical
Ajustes medio-laterais do eixo vertical
• Ajustável de 45 a 75 milímetros.

II. Ajuste da trajetória condilar protrusiva
• Ajustável de 0 a 60 graus

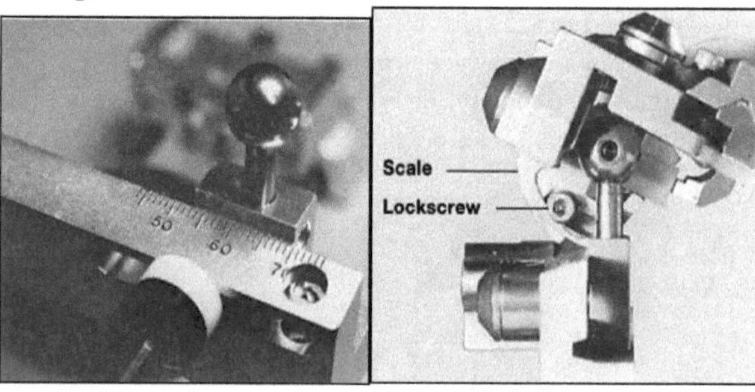

III. Ajuste imediato da deslocação lateral
• A escala superior tem linhas espaçadas de 1,0 mm, enquanto a escala inferior, indicada pela referência (Δ), tem linhas espaçadas de 0,8 mm. Um deslocamento de 0,2 mm na fossa medial resultará num deslocamento lateral imediato de 0,2 mm, que alinhará o segundo conjunto de linhas para refletir este movimento. Cada alinhamento subsequente de linhas representa um

deslocamento adicional de 0,2 mm da parede da fossa medial ou um deslocamento lateral imediato permitido.

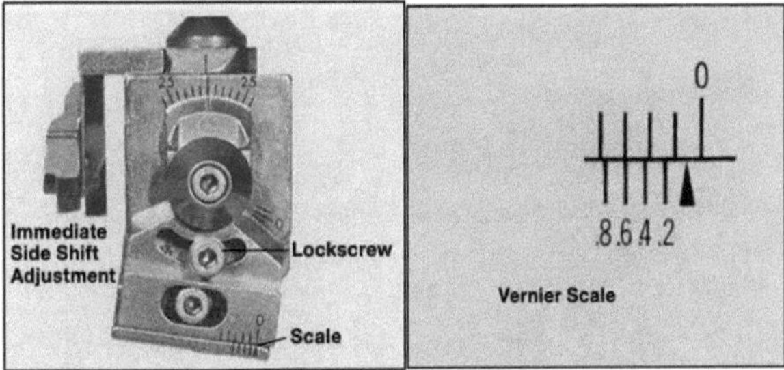

IV. Ajuste progressivo da mudança de direção lateral

❖ Ajustável de 0 a 30 graus

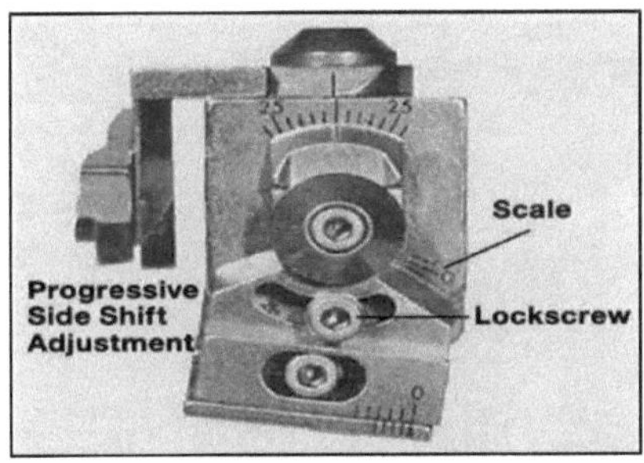

a. Área de Controlo Anterior: Representam a guia incisal.

Para pacientes dentados - É ajustado com base na sobreposição vertical (sobremordida) e horizontal (sobressaliência) dos dentes anteriores.

Para pacientes edêntulos - São determinados com base na fonética e na estética.

3) Calibrações do articulador /Zeroing

No diagnóstico, um articulador é utilizado para medir as caraterísticas da articulação temporomandibular (ATM). No tratamento, ajuda a estabelecer as especificações para a construção de restaurações dentárias. Todas as medições se baseiam numa referência inicial ou posição de partida, com o plano de referência horizontal e o plano de referência médio-sagital a servirem como referências anatómicas primárias para determinar a oclusão.

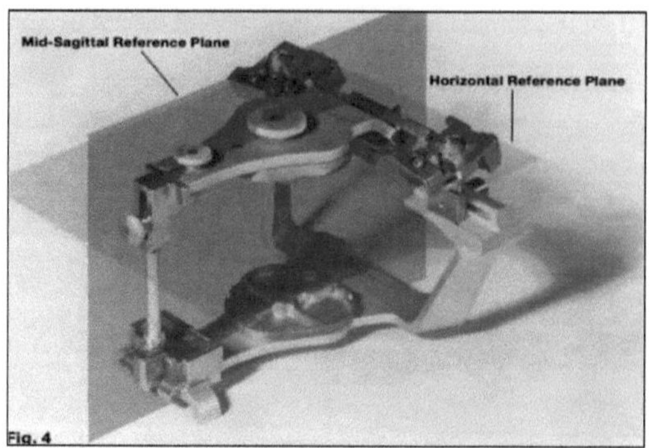

• Ajuste da parede traseira

Adaptável - para a frente ou para trás até 30 graus Para inclinação para a frente - escala presente no lado lateral Para inclinação para trás - escala presente no lado medial

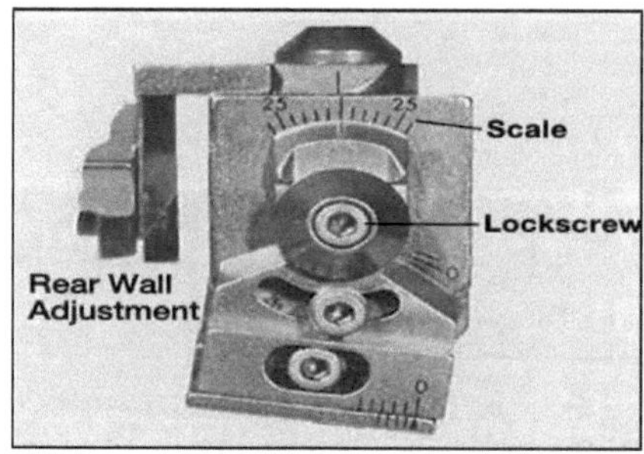

• Ajuste da parede superior

❖ Adaptável - para cima ou para baixo até 30 graus
❖ Escamas presentes no lado lateral

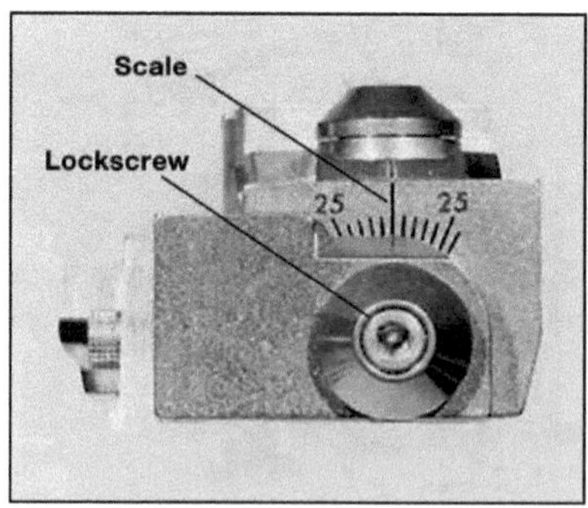

- **Ajustamento da trajetória orbital**

Ajuste A-P

❖ O ajuste anterior-posterior (A-P) para o ângulo da eminência é a inclinação da trajetória orbital no articulador.

❖ Nalguns casos, uma única definição A-P pode estabelecer o ângulo para as trajectórias condilares protrusiva e em órbita.

❖ Se um único ajustamento A-P não conseguir estabelecer o ângulo correto para ambas as trajectórias, então o ajustamento da trajetória em órbita deve ser mais acentuado.

- **Inserções de fossa**

❖ O articulador Denar consiste em inserções de parede da fossa superior e medial que estão disponíveis em diferentes curvaturas anatómicas.

❖ Disponível em nylon (para utilização contínua) e acrílico (para personalização).

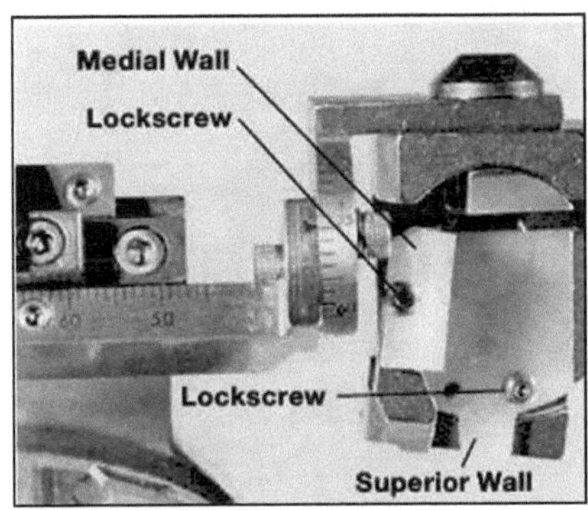

A. Inserções na parede da fossa medial

• Estão disponíveis com as seguintes caraterísticas antero-posteriores:

Reta: Utilizado quando a trajetória da órbita segue uma linha reta sem curvas. **Precoce:** Permite uma deslocação lateral imediata de 1 mm nos primeiros 4 mm da trajetória de órbita. **Distribuído:** Permite um deslocamento lateral imediato uniforme de 1 mm ao longo dos 4 mm iniciais da trajetória de órbita.

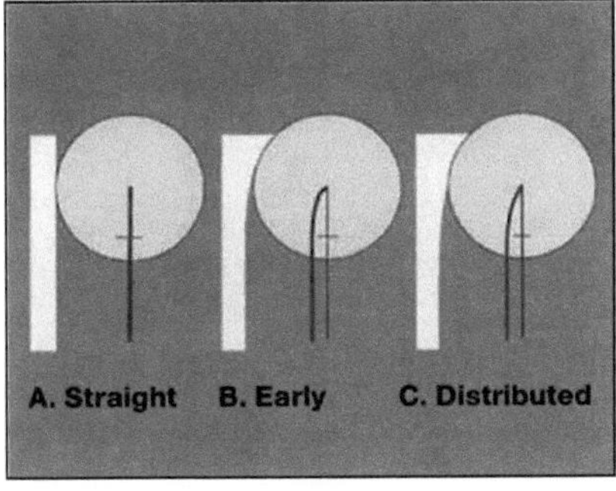

• Estão disponíveis em dois estilos: plano e retentivo.

Inserções de retenção: fabricadas em nylon, têm um rebordo concebido para encaixar sob o elemento condilar, que fixa o membro superior e inferior em relação cêntrica. Apenas utilizado com inserções de parede superior plana.

Os insertos planos: fabricados em acrílico, podem ser personalizados e podem ser utilizados com qualquer tipo de inserto de parede superior.

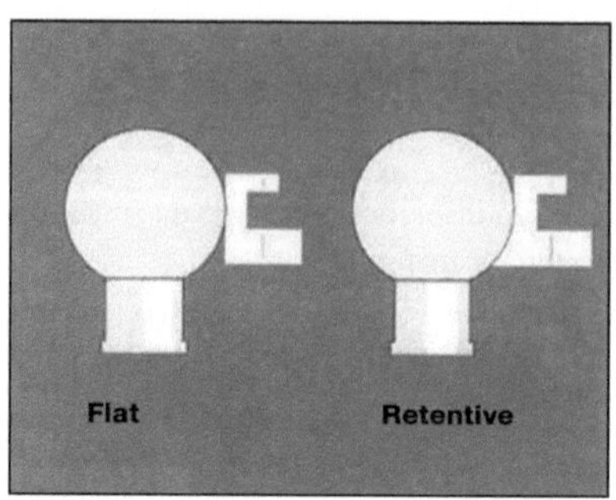

B. Inserções de parede superiores

• Estão disponíveis em modelos rectos e em vários modelos curvos para se adaptarem à forma da eminência.

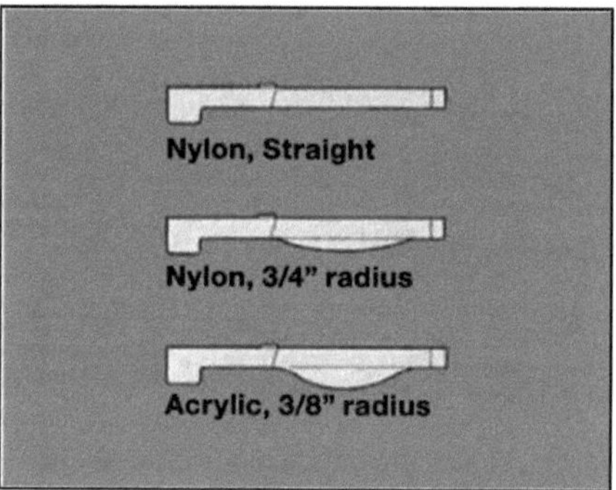

Arco facial : Arco facial slidematic Denar

Ponto de referência anterior	12 mm antes do bordo posterior do trago e 5 mm abaixo da linha que vai do bordo superior do trago até ao canto externo do olho
Ponto de referência posterior	43 milímetros para cima a partir dos "bordos incisais" dos incisivos centrais ou laterais em direção ao canto interno do olho
Avião transferido	Plano arbitrário

Tabela 8: Comparação entre diferentes articuladores totalmente ajustáveis

	Artex CR	Stratos 300	Denar D5
Ponto de referência anterior	Nasion	Orbitale, Ala do nariz	12 mm anterior ao bordo posterior do trago e 5 mm inferior à linha que vai do bordo superior do trago até ao bordo externo do trago canto do olho
Ponto de referência posterior	Canais auditivos externos	12 mm antes do bordo posterior do trago, 5 mm abaixo do plano FH	43 milímetros para cima a partir dos "bordos incisais" dos incisivos centrais ou laterais em direção ao canto interno do olho
Avião	Plano Eixo-Orbital	Avião FH, Camper's avião	Plano arbitrário
Intercondilar distância	Fixo a 110°	Fixo a 110°	45-75mm medio regulação lateral
Côndilo saliente orientação	Ajustável de -20 a +60°	Ajustável de 0 a +60°	Ajustável de 0 a +60°
Condilar lateral orientação	Ajustável -5°a +30°	Ajustável 0 a +30°.	Ajustável 0°a +30°
Estabilização Sistema	Nenhum	Elástico cêntrico	Fecho cêntrico
Deslocação lateral imediata	0-1,5 mm	0-1,5 mm	0-2mm
Deslocação lateral progressiva	Não	Não	Ajustável 0 a +30°.
Protrusão ajustamento	0-6mm	0-4mm	0-3mm
Retrusão ajustamento	0-2mm	0-2mm	0-2mm
Conceção da fossa	Direto	Direto	Inserções rectas e curvas (3/4" e 3/8")

CAPÍTULO -5
ARTICULADORES VIRTUAIS

Um Articulador Virtual (AV) é uma ferramenta digital que representa a relação e o movimento dos maxilares, permitindo aos dentistas analisar relações oclusais complexas sem depender de um articulador físico. Os articuladores virtuais, também designados por "articuladores de software", foram introduzidos pela primeira vez por Szentpetery no final dos anos 90, tendo o primeiro sistema VA sido desenvolvido por Bisler e colaboradores na Universidade de Greifswald em 2002. Bisler et al. definiram os AVs como ferramentas concebidas para analisar as relações oclusais estáticas e dinâmicas, ultrapassando as limitações associadas aos articuladores mecânicos tradicionais (MAs). Desde então, os VAs têm sido integrados no CAD/CAM em medicina dentária(50,51).

Principais vantagens e aplicações (50,51,52)

Os VAs oferecem inúmeras vantagens, incluindo o diagnóstico personalizado e a prevenção de problemas comuns encontrados com os articuladores mecânicos, tais como a criação de novos contactos oclusais, a deformação do material, erros no posicionamento do molde dentário e dificuldades na simulação de dados 3D do paciente. Podem também servir como ferramentas educacionais, ajudando a demonstrar opções de tratamento aos pacientes. Na prática clínica, a montagem de moldes num articulador é essencial para diagnosticar a má oclusão e avaliar as alterações oclusais durante o planeamento do tratamento. O VA facilita a transferência de dados clínicos para um ambiente virtual, tornando-o uma ferramenta valiosa para a análise oclusal.

Tipos de articuladores virtuais (50) Dois tipos principais de articuladores virtuais:
1. Articuladores simulados matematicamente

2. Articuladores totalmente ajustáveis

Tabela 9: Comparação entre articuladores simulados matematicamente e articuladores completamente ajustáveis

MatematicamenteSimulado Articuladores	Completamente ajustável Virtual Articuladores
Designer: Szentpetery	Designers: Gaertner e Kordass
Funcionalidade: Replica os movimentos de um articulador mecânico (MA) e é totalmente ajustável em 3D.	Regista e reproduz movimentos mandibulares precisos utilizando o maxilar dispositivo de localização.
Unidades de base: Não necessita de componentes adicionais; utiliza cálculo matemático para movimentos articulares.	Requer componentes pesados como estabilizador de cabeça, caneta de sensor, transmissor, etc.
Medições: Captura a protrusão, a retrusão, o ângulo do côndilo, a laterotrusão e o ângulo de Bennett.	Utiliza a triangulação para calcular as ondas entre os microfones do recetor e do transmissor para mapear a posição da mandíbula.
Indicações: Indicado para casos em que o principal requisito é reproduzir a relação das arcadas dentárias com o plano morfologia oclusal.	Ideal para casos complexos que exigem a avaliação da morfologia do plano oclusal.
Desvantagens: semelhante ao valor médio articular, sem capacidade de previsão trajectórias de movimento individuais.	Requer instrumentos especializados para armazenar os movimentos dos maxilares, o que o torna incompatível com algum software VA.
Exemplos: Vas de Szentpetery e Stratos 200 (Ivoclar Vivadent).	Exemplos: Stratos 300 e SAM2 (SAM Präzisionstechnik GmbH).

Necessidade de Articuladores Virtuais (52,53)

Os articuladores virtuais oferecem várias vantagens em relação aos métodos mecânicos convencionais:

• Permite a navegação 3D através de superfícies oclusais.

• Facilitar a manipulação das superfícies dentárias em 3D para melhorar a oclusão.

• Permitir a integração com ferramentas CAD/CAM para a configuração virtual de dentes.

• Fornecer aos técnicos um feedback tátil para o movimento individual dos dentes.

Programação e ajuste de articuladores virtuais (52)

Kordass e Gartner (1999) descreveram os métodos de programação e ajustamento da VA. A digitalização pode ser feita através de métodos de **digitalização direta** ou **indireta**. Todas as AV requerem dois elementos fundamentais: a aquisição de dados, a transferência para o software e a articulação dos modelos virtuais.

Etapas envolvidas na Articulação Virtual (52)

1. **Digitalização da arcada maxilar**: Esta pode ser efectuada utilizando scanners intra-orais (IOS) ou scanners de laboratório de secretária (DLS).

2. **Registo da mordida de MICP e CR**: A posição CR pode ser capturada utilizando um scanner intra-oral e um dispositivo de desprogramação anterior.

3. **Arco facial virtual (VF)**: Para orientar as arcadas dentárias em relação ao crânio, é utilizado um arco facial virtual (Virtual Facebow). Os VFs podem ser categorizados com base em valores médios ou cinemáticos, envolvendo a identificação de um plano de referência que passa por três pontos específicos.

4. **Montagem virtual**: Este passo envolve a transferência digital dos modelos maxilares para um VA, mantendo a sua relação inter-arcos e a posição do crânio. As digitalizações das arcadas são exportadas como ficheiros STL e importadas para um software CAD dentário para uma modelação precisa.

Métodos de transferência de dados adquiridos em VA

1. **Imagens cefalométricas**: Combina dados da estrutura facial, maxilar e dentária de cefalogramas 3D, digitalizações a laser e impressões oclusais para simular digitalmente o sistema ortognático.

2. **Digitalização ótica 3D de marcadores**: Utiliza scanners extra-orais e um dispositivo ligado à cabeça do paciente para criar um arco facial digital.

3. **Fotografias convertidas em modelo 3D**: Envolve a utilização de alvos adesivos e uma câmara digital para reconstruir um modelo 3D do rosto do paciente.

4. **Axiografia digital**: método para criar um arco facial virtual cinemático indireto através do posicionamento de modelos de arcos digitalizados em relação às coordenadas do crânio.

5. **Estereofotogrametria**: Utiliza um sistema fabricado pelo médico que inclui um arco facial virtual para alinhar o maxilar com imagens faciais em 3D.

6. **Fotografias extra-orais padronizadas**: Envolve a integração de fotografias faciais 2D, digitalizações intra-orais e uma forquilha de arco facial para digitalizar rapidamente moldes maxilares.

7. **Tomografia computorizada de feixe cónico (CBCT)**: Combina CBCT, exames intra-orais e exames faciais estereofotogramétricos para criar um paciente digital 3D abrangente.

Ao adotar estas técnicas, os médicos dentistas podem utilizar articuladores virtuais para uma análise oclusal mais precisa, diagnósticos personalizados e uma melhor educação dos pacientes num ambiente digital.

UTS CAD (54)

O UTS CAD é um dispositivo de registo que determina os ângulos entre o plano oclusal (OE) e o plano de Camper (CE) e entre o plano oclusal e a linha bipupilar (BP). O ângulo e o desvio do plano oclusal em relação à CE/BP podem ser transferidos para o software de desenho da prótese, que reproduz então a posição virtual correta do plano oclusal para o desenho da prótese.

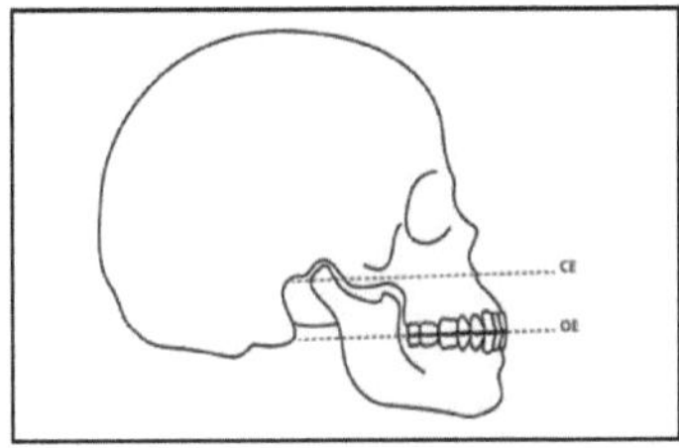

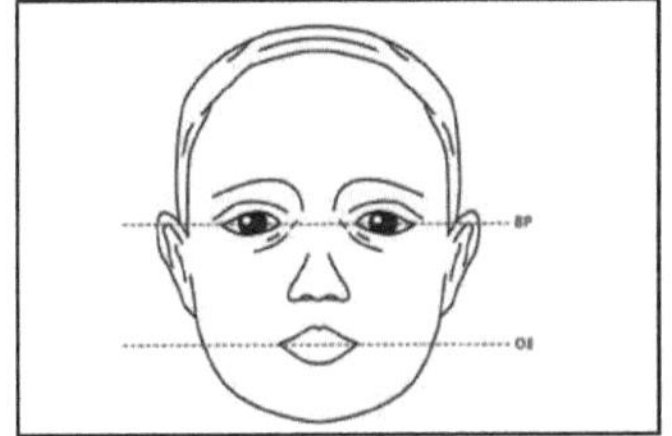

PEÇAS

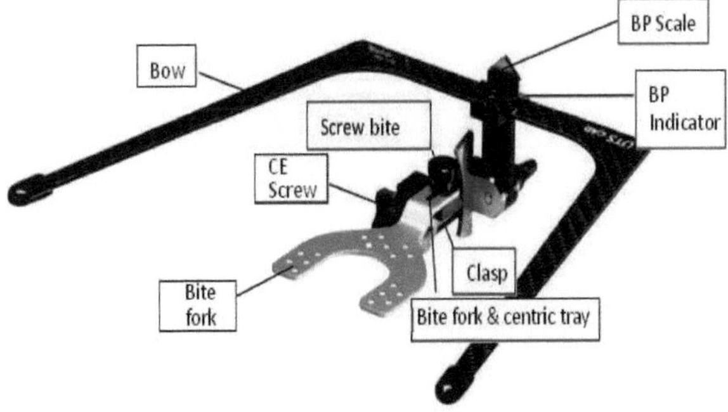

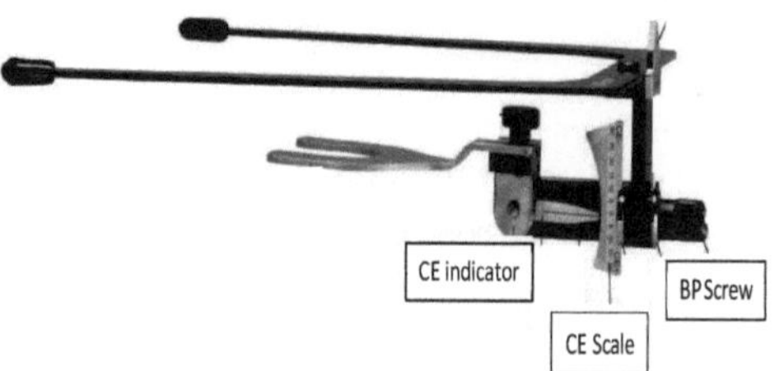

Fig. 114: CAD UTS (54)

Opções de ajuste:

Gama de valores CE: +20° a -30° Gama de ângulos BP: +/- 15°

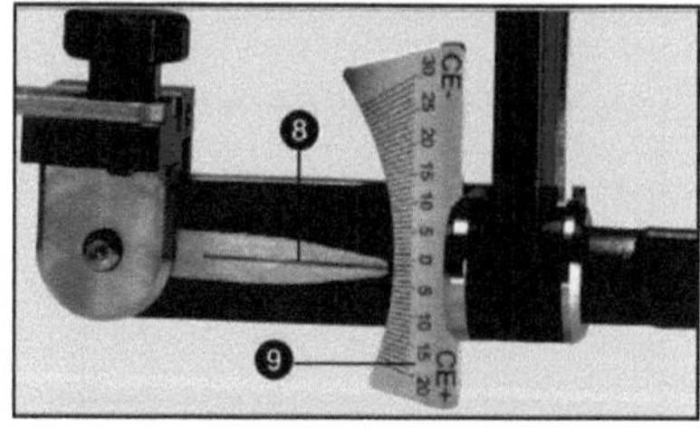

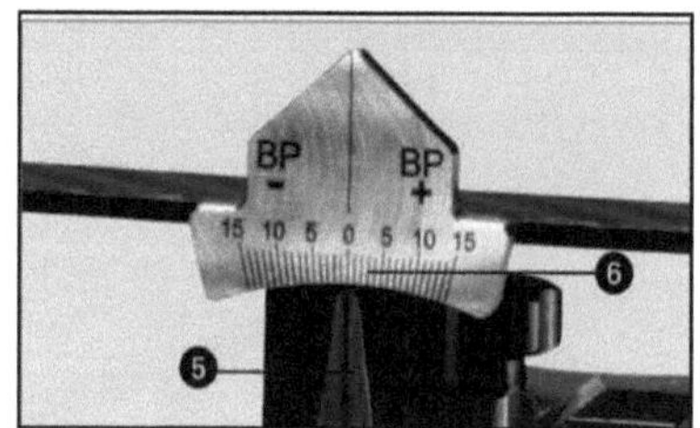

CAPÍTULO 6

ARTICULADORES ANATÓMICOS ESPECÍFICOS DO DOENTE

Os articuladores anatómicos específicos do paciente são concebidos para reproduzir com precisão a anatomia tridimensional do paciente, assegurando o alinhamento e orientação corretos das estruturas dentárias e esqueléticas. Este método proporciona uma precisão excecional na reprodução de várias caraterísticas críticas:(55)

- **Alinhamento anatómico**: os elementos condilares e a maxila são posicionados com precisão um em relação ao outro e ao plano FH, eliminando a necessidade de uma transferência do arco auricular.

- **Distância intercondilar individualizada:** O sistema regista a distância intercondilar única do paciente.

- **Ângulos condilares laterais e protrusivos personalizados**: As formas ósseas do côndilo e da fossa são modeladas diretamente a partir do paciente, fornecendo ângulos específicos para o indivíduo em vez de utilizar médias generalizadas.

- **Movimento lateral imediato da mandíbula**: O sistema inclui uma funcionalidade integrada que permite o movimento lateral imediato da mandíbula.

- **Montagem utilizando a relação cêntrica**: O molde mandibular pode ser montado utilizando o registo CR.

- **Capacidade de diagnóstico**: Oferece um meio eficaz de avaliar fisicamente os côndilos, ajudando potencialmente na identificação de desordens temporomandibulares (DTM).

Técnica

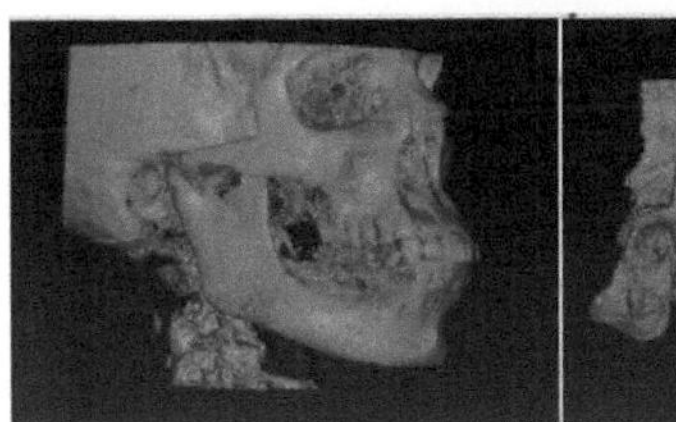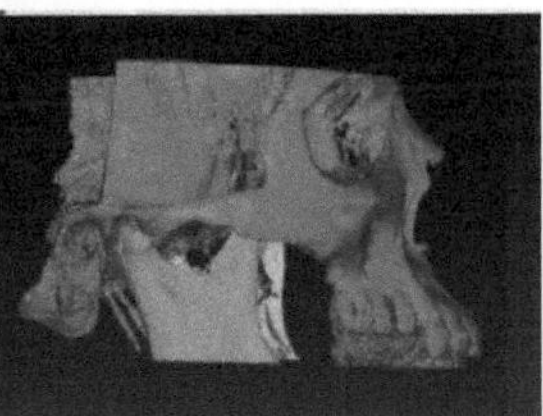

Fig. 115: Digitalização CBCT convertida para o formato de ficheiro STL.

Fig. 116: Malha transparente para o crânio

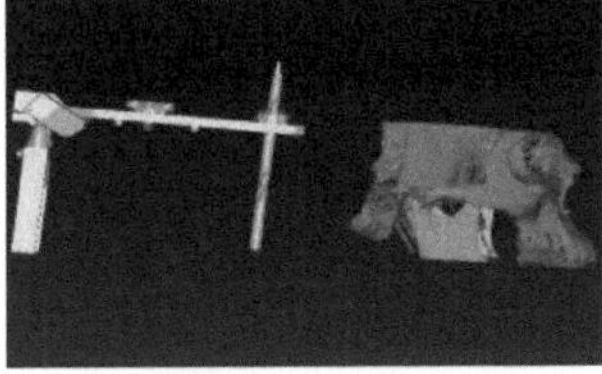

Fig. 117: Articulador Whipmix 8500

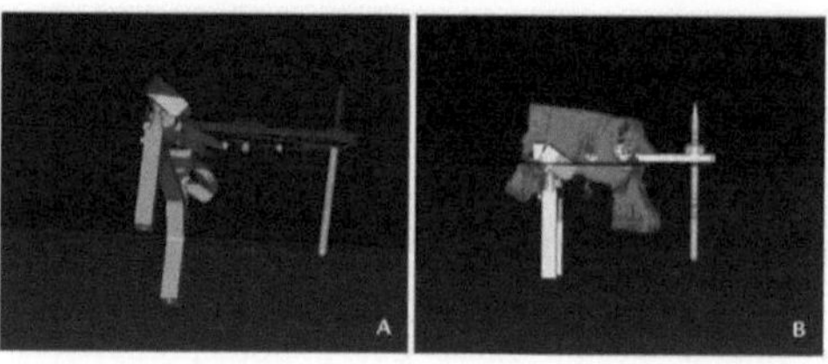

Fig. 118: Membro superior do articulador alinhado com o FHP

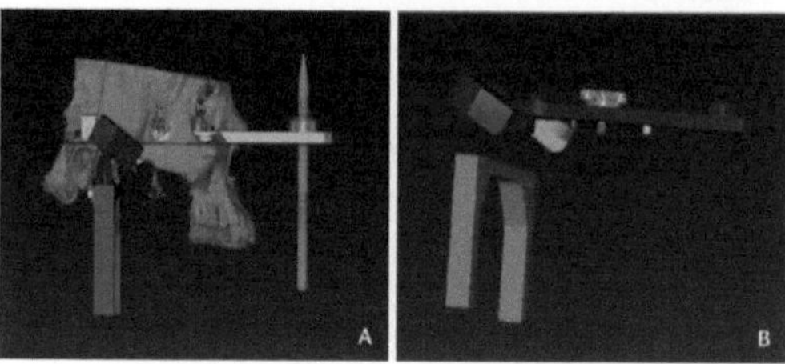

Fig. 119: A, Peças do articulador explodidas. B, Peças extra do articulador removidas

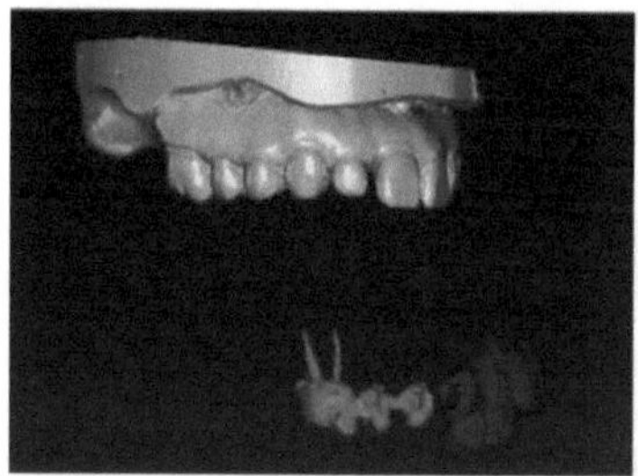

Fig. 120: Digitalização da superfície do esmalte e CBCT importada

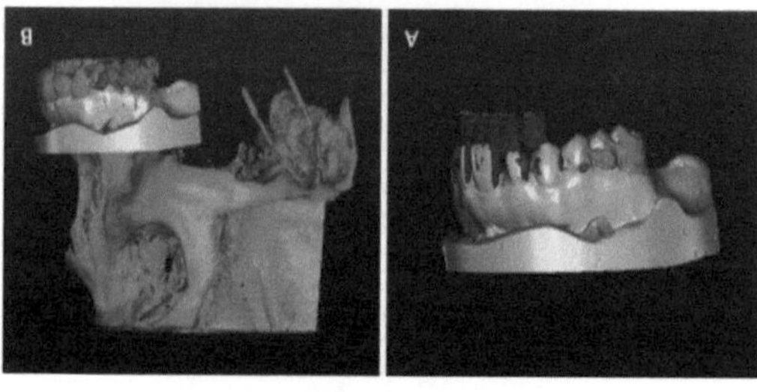

Fig. 121: A, digitalização da superfície alinhada com a digitalização de CBCT do esmalte. B, Alinhamento com o exame de CBCT principal confirmado

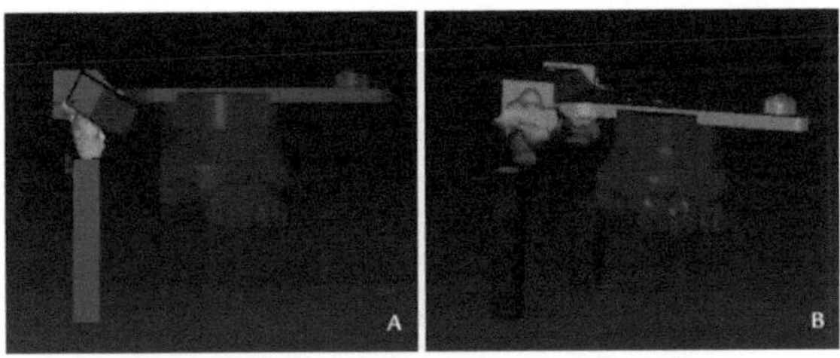

Fig. 122: A. Modelo maxilar criado e alinhado com o articulador. B, Peças reforçadas antes da impressão

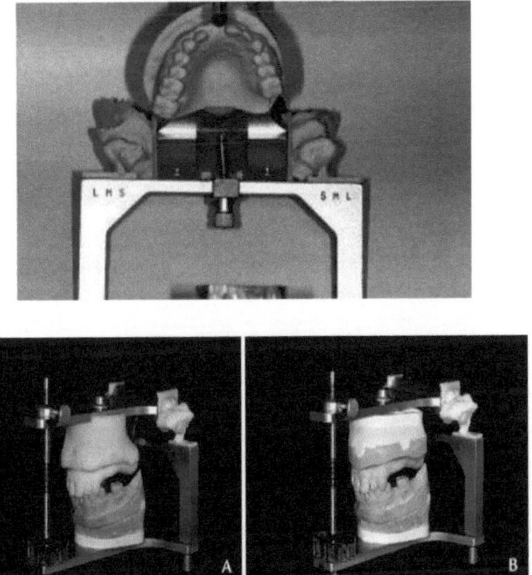

Fig. 123: A, Molde mandibular montado contra molde maxilar impresso com base no registo CR B, Molde maxilar montado utilizando o registo CR

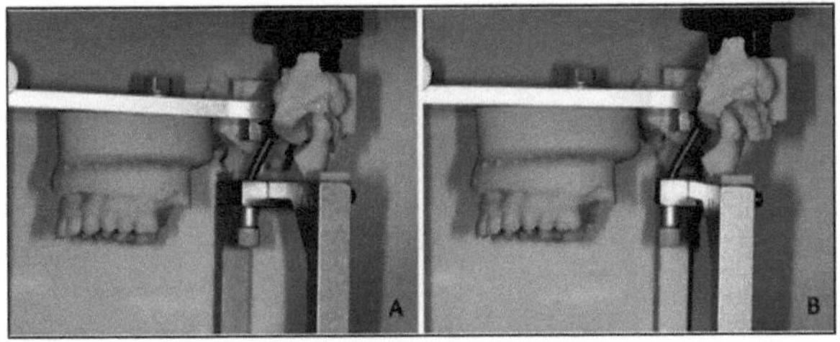

Fig. 124: A. Posição condilar em relação cêntrica. B, Inclinação condilar protrusiva com base na anatomia do doente

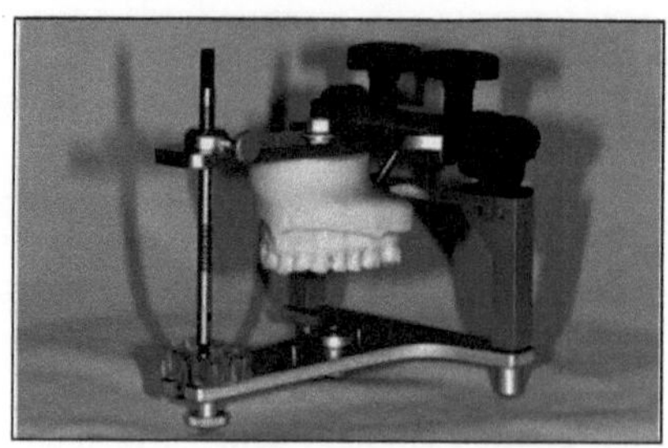

Fig. 125: Montagem completa das estruturas anatómicas impressas

Beck et al. (1956) examinaram a precisão da reprodução do movimento mandibular utilizando articuladores Arcon e Non-Arcon. Concluíram que a fixação da guia condilar na componente superior do articulador Arcon e do eixo da haste na componente inferior mantém uma relação estável entre o plano oclusal e as guias Arcon, independentemente da posição da componente superior. Esta configuração aumenta a precisão da reprodução dos movimentos mandibulares. Pelo contrário, os articuladores Non-Arcon, em que as guias condilares estão fixadas ao componente inferior, apresentam variações na relação entre o plano oclusal e as indicações condilares quando o braço superior do articulador se afasta da posição do registo interoclusal.(56)

Weinberg (1963) reviu a informação essencial para a avaliação dos articuladores e destacou a importância clínica de orientar corretamente a arcada dentária maxilar no articulador. Ele descobriu que o instrumento gnatológico era mais preciso do que o cinescópio de Hanau devido à sua capacidade de acomodar trajectórias condilares curvas e de se ajustar a todos os movimentos condilares de trabalho não patológicos(24).

Tanaka et al. (1975) tinham como objetivo melhorar o mecanismo dos articuladores semi-ajustáveis e descobriram que o movimento de Bennett produzido pelo articulador XP-51 é um movimento lateral reto. Este tipo de movimento não é tipicamente representativo d o movimento natural observado nos pacientes. **(57)**

Tanaka et al. (1975) tinham como objetivo melhorar os articuladores semi-ajustáveis e descobriram que o articulador XP-51 produz um movimento lateral reto de Bennett, que não representa tipicamente os movimentos mandibulares naturais. Observaram ainda que os articuladores semi-ajustáveis são eficazes na reprodução das posições iniciais e terminais dos movimentos mandibulares, mas os movimentos intermédios são frequentemente arbitrários. Os articuladores totalmente ajustáveis podem reproduzir com precisão todos os aspectos da oclusão, mas requerem ajustes complexos e o registo da trajetória condilar. Eles propuseram um articulador prático que equilibra precisão e facilidade de uso para simular os movimentos da mandíbula.(58)

Heartwell Jr. et al (1986) afirmaram que o conhecimento dos elementos dos movimentos mandibulares era a chave para a escolha e o uso de articuladores no desenvolvimento da oclusão.(11)

Sumiya Hobo (1986) desenvolveu a fórmula I P B, que relaciona o deslocamento lateral imediato, o deslocamento lateral progressivo e o ângulo de Bennett. Num estudo que envolveu 11 indivíduos, utilizando um sistema de registo mandibular eletrónico, foi encontrada uma correlação positiva (0,46) entre o PSS e o ISS. A fórmula I P B apresentou valores de ISS e PSS baseados em diferentes medidas de BA. Com a utilização de registos interoclusais para medir a AB, tornou-se possível registar simultaneamente o ISS e o PSS, melhorando a precisão da reprodução de trajectórias condilares horizontais não funcionais em articuladores semi-ajustáveis.(59)

Zarb et al. (1990) enfatizaram que a compreensão dos movimentos mandibulares é essencial para várias áreas da prática dentária, tais como o desenvolvimento de formas dentárias para restaurações, a compreensão da oclusão, a disposição de dentes artificiais, o tratamento de distúrbios da ATM, a manutenção da saúde periodontal e a seleção, conceção e ajuste de articuladores. (60)

Richards (1993) argumentou que o articulador Denar não se qualifica como um articulador totalmente ajustável porque não suporta um arco facial cinemático e não tem ajustes para a largura intercondilar. Ele sugeriu um novo método para resolver estas limitações e melhorar as capacidades do articulador.(61)

Joyce F. Palik (1985) comparou o eixo obtido a partir de arcos faciais cinemáticos e auriculares, revelando discrepâncias na sua magnitude e direção. O estudo avaliou a repetibilidade da técnica do arco facial auricular e a eficácia do arco auricular Hanau versus o arco facial cinemático Hanau para transferir um eixo de articulação arbitrário para um articulador Hanau. O estudo concluiu que as localizações mais arbitrárias do eixo eram inferiores e anteriores ao eixo real da dobradiça, com apenas metade num raio de 5 mm. O arco facial do auricular mostrou uma fraca repetibilidade e discrepâncias horizontais significativas, sugerindo que o arco facial cinemático é mais preciso e fiável para transferir o eixo da dobradiça.(62)

Charles W. Wilcox (2008) analisou a distância vertical entre o násio no tecido mole e a órbita usando radiografias cefalométricas. A distância média relatada foi de 26,8mm, que foi insignificantemente diferente dos 25,4mm usados no desenho do arco facial whipmix. Os resultados mostraram que a ampla gama de distâncias, ou seja, de 15,9 a 39, resultante do uso de um relator de násio fixo, pode levar a imprecisões, especialmente em procedimentos que exigem medidas precisas, como a osteotomia Le Fort(63).

Goyal e Goyal (2011) exploraram as diferenças nos valores condilares sagitais entre articuladores arcondicionados e não arcondicionados, comparando dados cefalométricos. Foi encontrada uma diferença significativa entre os dois, indicando uma baixa reprodutibilidade com o mesmo registo protrusivo. Comparado com os dados cefalométricos, a diferença com o não-arcon foi significativa, enquanto que com o arcon, a diferença não foi notável. (64)

Mishra A (2014) investigou as diferenças entre as transferências diretas e indirectas de registos face-bow. O estudo mostrou diferenças significativas nos valores da Orientação Condilar Horizontal (HCG) entre as transferências diretas e indirectas do arco facial, com as transferências indirectas a produzirem valores de HCG mais elevados e mais próximos das leituras do cefalograma lateral. A pesquisa concluiu que as transferências diretas e indirectas não são intercambiáveis, enfatizando a necessidade de mais estudos com amostras maiores para entender melhor como os métodos de transferência afectam a precisão da montagem do articulador semi-ajustável.(65)

Anusha (2016) avaliou a inclinação sagital de moldes maxilares montados em articuladores semi-ajustáveis Hanau e Girrbach em comparação com o canto oclusal em cefalogramas laterais. O estudo de 30 moldes de indivíduos revelou diferenças significativas, com o articulador Artex de Girrbach a produzir um plano oclusal mais inclinado do que o articulador Hanau. A inclinação sagital com o Hanau foi mais precisa quando comparada com as leituras cefalométricas da inclinação oclusal, indicando que diferentes sistemas de arco facial/articulador podem ter impacto na orientação do molde maxilar, afectando a estabilidade e as caraterísticas das cúspides(66).

BIBLIOGRAFIA

1. Idris AO, Chawda T, Bellap A, Rodrigues SJ, Hegde P. Articuladores em uso atual: Uma revisão. J Prosthet Dent. 2020;5(3):123-130.

2. Sruthi YS, Rao BL, Tammineedi SS, Sirisha G, Pallavi C. Reavaliação da classificação de arcos faciais e articuladores com realidade virtual - uma inovação para a perfeição. Jornal de Ciências Farmacêuticas e Investigação. 2021 Mar 1;13(3):149-54.

3. O Glossário de Termos de Dentisteria Protética 2023: Décima edição. J Prosthet Dent. 2023;130(4 Suppl 1):e1-e3

4. L. Mitchell D, D. Wilkie N. Articuladores ao longo dos anos. Parte I. até 1940. J Prosthet Dent 1978;39(3):330-8

5. Jain AR. Articuladores através dos Anos Revisitados: From 1700 to 1900-Part I. World J Dent. 2015;6(4):222-5

6. Mann NK, Pasricha N, Singh K, Mann NS. A evolução dos articuladores - parte I. Stomatol Glas Srb 2017;64(3):146-56
7. Winkler S. Essentials of complete denture prosthodontics, 2nd Indian ed. AITBS Publishers. 2009; 142-3

8. Edgar S. A história dos articuladores: Uma perspetiva sobre os primeiros anos, Parte I. J Prosthodont. 1999;8:209-11

9. Starcke Edgar N. A história dos articuladores: Uma perspetiva sobre os primeiros anos, Parte II. J Prosthodont. 1999; 8:277-80.

10. Starcke Edgar N. A história dos articuladores: As primeiras tentativas de re-produzir o movimento mandibular. J Prosthodont. 2000; 9:51-6

11. Heartwell, C. M., e Rahn, A. 0: Syllabus of Complete Dentures, ed 2. Philadelphia, 1974, Lea & Febiger, Publish- ers, p 202.

12. Starcke Edgar N. A história dos articuladores: As primeiras tentativas de reproduzir o movimento mandibular. Parte III. J Prosthodont. 2000; 9:217-22.

13. Jain AR. Articulators through the Years Revisited: De 1900 a 1950-Parte II. World J Dent 2016;7(1):2331
14. Starcke PT. A história dos articuladores: O aparecimento e a utilização inicial do pino incisal e da guia. J Prosthodont 2001;10(1):52-60

15. Mitchell DL, Wilkie ND. Articuladores ao longo dos anos. Parte II. A partir de 1940. J Prosthet Dent 1978;39(4):451-8

16. Mann NK, Pasricha N, Singh K, Mann NS. A Evolução dos Articuladores - Parte II. Stomatol Glas Srb [Internet]. 2017;64(4):184-93

17. Engelmeier RL, Belles DM, Starcke EN. A história dos articuladores: As contribuições de Rudolph L. hanau e da sua empresa - parte II. J Prosthodont [Internet]. 2016;26(8):688-95

18. Cabot LB. Utilizar articuladores para melhorar a prática clínica. Br Dent J [Internet]. 1998;184(6):272-6

19. R JA, A JS. Articuladores e arcos faciais em medicina dentária. LAP Lambert Academic Publishing; 2014

20. Jain R A, Md.acu V. Articuladores ao longo dos anos revisitados: de 1971-1990. Int J Pharma Bio Sci 2016;7(4)

21. Gillis, R. R.: Desenvolvimento do articulador e a importância de observar as trajectórias do côndilo na prótese total. J. Am. Dent. Assoc. 13:3, 1926.

22. Zarb, Bolender. Tratamento protético para o paciente desdentado. 12ª edn. St Louis: C.V. Mosby; 2004; p. 291-2.

23. Beck, H. O.: Choosing The Articulator. J. Am. Dent. Assoc. 64:468, 1962
24. Weinberg LA: Uma avaliação dos articuladores básicos e seus conceitos. Parte II: Articuladores arbitrários, posicionais e semi-ajustáveis. J. Prosthet Dent 1963;13:645-663

25. Thomas CJ: Uma Classificação dos Articuladores. J. Prosthet Dent; 1973; 30:11-14
26. Bonwill WGA. A articulação científica dos dentes humanos baseada em leis geométricas, matemáticas e mecânicas. Dent. Itens de Interesse, pp. 617-643, outubro de 1899. In Vol. I., Classic Prosthodontic Articles. A.C.O.P., 1- 28

27. Hall RE. An analysis of the development of the articulator (Uma análise do desenvolvimento do articulador). JADA 17:3-51, 1930. Em Vol. II, Artigos Clássicos de Dentisteria Protética. A.C.O.P., 1978, 53-101

28. Monson, G. S.: Applied Mechanics to the Theory of Mandibular 74:1039- 1053, the accuracy Movements, D. Cosmos. 1932

29. Yeshwante B.et al, Int J Dent Health Sci 2017; 4(3):674-683
30. Lang BR, International Kelsey CC (eds): Workshop de Dentisteria Protética sobre Oclusão de Prótese Completa. Ann Arbor, Faculdade de Medicina Dentária da Universidade de Michigan, 1973, pp 89-96

31. Maheshwari K, Gupta AK, Tiwari B. Uma classificação recentemente proposta para articuladores - integrando o virtual com o convencional. J Indian Prosthodont Soc 2024;24:212-40

32. https://www.whipmix.com/wp-content/uploads/2021/08/96H2inst-08271.pdf
33. Wilkie ND. O ponto de referência anterior. O Jornal de odontologia protética. 1979;41(5):488-96

34. Raghav D, Kapoor K, Alqahtani AA, Kola MZ, Alqahtani F. Relações intrincadas e conceitos de pontos de referência em prótese dentária: Uma revisão da literatura. Eur J

Prosthodont 2016;4:1-6

35. https://www.whipmix.com/wp-content/uploads/2021/08/4000-Series- Articulador-Manual_0517.pdf

36. https://www.whipmix.com/wp-content/uploads/2021/08/339602-F-AG- R1020-Wide-Vue-instructions-2020-10-05.

37. https://www.whipmix.com/products/whip-mix-2000-series-dental-articulators/
38. https://www.whipmix.com/wp-content/uploads/2021/08/3000-Series-Articulator-Manual_0517.pdf
39. https://bioart.com.br/produtos/produto_14/manual_en/ing.pdf
40. https://bioart.com.br/produtos/produto_17/manual_en/elite_ing.pdf
41. https://stomshop.pro/docs/bio-art-fork-support-user-manual-en.pdf
42. Artex System Catalogue 2011 [citado 10 de outubro de 2016]. Disponível em: https://www.amanngirrbach.com

43. https://cdn2.hubspot.net/hubfs/2284786/Artex%20Resources/Artex_Facebow_Instruções.pdf

44. https://www.amanngirrbach.com/en-gb/equipment/articulation/artex-cr/
45. https://pdf.medicalexpo.com/pdf/ivoclar-vivadent/stratos-100-200-300/72878- 117601.html

46. Limitações
47. https://www.whipmix.com/wp-content/uploads/2021/08/80401-F-AE-R0815- D5A-manual-lowres.pdf

48. https://www.meditrust.id/product-page/articulator-a7-plus)
49. http://www.apexdental.it/download/A720PlusE.
50. Luthra RP, Gupta R, Kumar N, Mehta S, Sirohi R. Articuladores virtuais em medicina dentária protética: Uma revisão. J Adv Med Dent Scie Res 2015;3(4):117-121

51. Kalpana D, Rao S, Venkatesh P, Bhat P. Articuladores virtuais: Realidade na virtualidade - uma revisão.Int. J. Sci. Res.2018;7(1); 1-2

52. Lepidi, L., Galli, M., Mastrangelo, F., Venezia, P., Joda, T., Wang, H. L., & Li,J. (2021). Articuladores virtuais e procedimentos de montagem virtual: Journal of Prosthodontics: jornal oficial do Colégio Americano de Protéticos, 30(1), 24-35

53. Doshi K N, Sathe S, Dubey S A, et al. (19 de janeiro de 2024) A Comprehensive Review on Virtual Articulators. Cureus 16(1): e52554

54. https://ivodent.hu/docs/723_2ba8045973904614a4313cf86d7496c3.pdf
55. Azer SS, Kemper E. O articulador anatómico específico do paciente. J Prosthet Dent. 2021

56. Beck HO, Morrison WE. Investigação de um articulador arcon. The Journal of Prosthetic Dentistry. 1956 1 de maio;6(3):359-72

57. Tanaka H, Beu RA. Um novo articulador semi-ajustável. Parte I. Conceito por detrás do novo articulador. The Journal of Prosthetic Dentistry. 1975 Jan 1;33(1):10-6.

58. Tanaka H, Finger I, Porter MM. Um novo articulador semi-ajustável. Parte II. Ajuste de um novo conceito de articulador. The Journal of Prosthetic Dentistry. 1975 Feb 1;33(2):158-68

59. Hobo S. Fórmula de ajuste da trajetória condilar horizontal do articulador semi-ajustável com registos interoclusais. Parte I: Correlação entre o desvio lateral imediato, o desvio lateral progressivo e o ângulo de Bennett. J Prosthet Dent. 1986;55(4):422-426.

60. Zarb GA, Bolender CL, Hickey JC, Carlsson GE. Boucher's Prosthodontic Treatment for Edentulous Patients (Tratamento protético de Boucher para pacientes edêntulos). 10ª ed. St. Louis: CV Mosby; 1990

61. Richards MW, Curtis S. Melhorar a precisão de um novo articulador. J Prosthet Dent. 1993;70(3):239-244.

62. Palik JF, Nelson DR, White JT. Precisão de um arco facial com auricular. The Journal of prosthetic dentistry. 1985 Jun 1;53(6):800-4.

63. Wilcox CW, Sheets JL, Wilwerding TM. Precisão de um relator de nasion de valor fixo no desenho do cotovelo facial. Jornal de Prótese Dentária. 2008 Jan;17(1):31-4.

64. Goyal MK, Goyal S. Um estudo comparativo para avaliar a discrepância nos valores de orientação condilar entre dois articuladores arcon e não arcon disponíveis no mercado: Um estudo clínico. Indian J Dent Res 2011;22:880.

65. Mishra A, Palaskar J. Efeito da transferência direta e indireta do arco facial nos valores de orientação condilar horizontal: Um estudo piloto. J Dent Allied Sci. 2014 Jan 1;3:8-12.

66. Anusha CV, Singh AA, Sam G, Sangwan B, Shilpa M, Kamath AG. Avaliação de dois sistemas de Articulador Facebow/Semi-ajustável para orientação de gesso maxilar em Articuladores: Um estudo piloto. J Contemp Dent Pract 2016;17(4):327-330

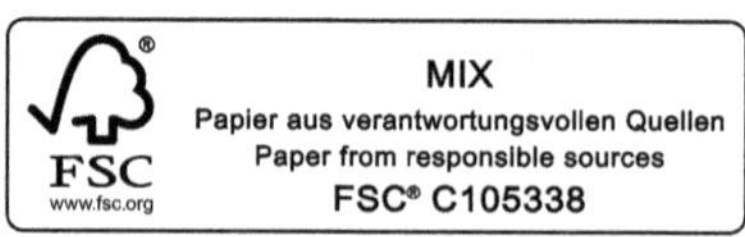

Printed by Books on Demand GmbH, Norderstedt / Germany